生命樹

Health is the greatest gift, contentment the greatest wealth.
~Gautama Buddha

健康是最大的利益,知足是最好的財富。 ──佛陀

The Circadian Code：

Lose Weight, Supercharge Your Energy, and Transform Your
Health from Morning to Midnight

用生理時鐘
養出好健康

生醫權威的8／7／12作息法則，助你有效減重、日日好眠、精神飽滿

薩欽·潘達（Satchin Panda ,PhD）──著

何玉方──譯

謹獻給我親愛的祖父母：

班查尼迪 & 烏爾巴希・潘達

（Banchhanidhi & Urbashi Panda）

卡爾帕塔魯 & 莉拉巴蒂・奧塔

（Kalpataru & Leelabati Otta）

推薦序　顧好這個鐘，順時養生好輕鬆

洛桑加參
（Dr.Lobsang洛桑預防醫學集團創辦人、身心靈預防醫學專家）

　　睡不著、瘦不下來、學習障礙、關節不靈活、健檢報告紅字一堆，三高、心血管疾病、腸胃道消化不良、注意力缺陷過動症、自律神經失調等身心靈上的失衡，長期困擾著許多人。現今人類處於前所未有的複雜社會中，所遭遇的健康問題，也比過去任何一個時期，都來得複雜許多。

　　所幸，許多複雜問題的背後，都有一個簡單的答案！

　　抽絲剝繭，我發現因各式各樣不適症狀來我診所求解的人，經常都做了同樣的一件事：「逆時鐘而行」。該放鬆的時候，胡思亂想；該讓腸胃休息的時候，卻還大吃大喝；該睡覺的時候，拚命玩手機；而又在該起床的時候，抱著棉被不放。宇宙天體運行自有規律，照規律走，什麼災難都沒有。人身小宇宙，小到每個器官、細胞，也都有其運作、再生、修復的規律，打亂節奏、打破規律，什麼疾病都有可能顯化出來。

　　所以，為了自身的健康幸福與快樂，別再「叛逆」了。從今天開始，讓我們順風順水順順過，順天順地、溫柔地順應身體休養生息的節奏。

　　決定開始「順時鐘」，是扭轉乾坤的第一步，恭喜！你將從易生病體質，逐漸轉化為不生病、好命人的體質。第二步，我希望你好好閱讀本書。下定決心之後，邀請知識同行，我們人體的自癒力、免疫力、再生力等種種與健康有關的實力，就能夠充分展現出來。

所謂「上醫治未病」，現在，你能透過閱讀本書自我充實，成為自己與親友的「上醫」，防患於未然。

本書為你的生物鐘優化，提供了完美的修復與提升方案。尤其輪班人員、因數位生活便利而衍生出的跨時區工作者、家有奶娃的新手爸媽、加班熬夜特別頻繁的創意工作者，以及擁有「社交時差」、經常需要與客戶搏感情到深夜的超強業務員，若能充分運用本書所提供的技巧，你們將是獲益最大的一群。

以為跟另一半是因為個性不合才吵架的嗎？以為自己是吃太多才變胖的嗎？以為孩子過動是天生的？不一定喔！本書作者、研究晝夜節律的專家薩欽・潘達博士從科學的視角，為你提供全新的人生觀點。

面對複雜的社會現況與健康問題，我們的知識庫需要全新升級：立刻成為「光的大師」，妥善運用自然光與人造光，提高工作產能、優化內分泌。讓自己和摯愛一夜好眠。在最合適的時機進食，比吃低熱量食物還瘦得更快。啟動「肌肉時鐘」強化新陳代謝、減少慢性發炎。利用TRE限食法解決心情不美麗與關節疼痛的棘手問題。好書在手、進化無窮，翻開《用生理時鐘，養出好健康》，它將成為今年最懂你的一本好書。

推薦序 你，還在感染嗎？
——提升免疫力不用藥

張立人
（《終結腦疲勞！》作者、台大主治醫師）

Kelly是45歲的女性資訊工程師，每個月不是在感冒、得流感，就是泌尿道發炎，還困擾於多種皮膚病，包括：頭皮毛囊炎、唇皰疹、脖子病毒疣、乳房疔瘡、陰部黴菌感染、手指甲溝炎、灰趾甲，吃藥擦藥後仍反覆發作。上個月，她的臀部還出現一尾「皮蛇」，這是帶狀皰疹。

我指出都是感染症，進一步詢問身體狀況，沒想到她說：「我沒什麼疾病，天天五蔬果，不碰垃圾食物，到健身房做重訓，每天睡7小時，最近也沒壓力，為什麼我一直感染？」

我問：「妳每天能夠睡7小時，不容易，是幾點睡到幾點呢？」

她說：「我下班已經十點，累了總得放鬆嘛，就滑手機追劇，半夜兩點睡、早上七點起床，坐捷運和午休再補點眠。」

我說：「關鍵就在這裡，研究發現：當妳熬夜，日夜節律紊亂，就容易抵抗力下降而感染啊！」

她恍然大悟。

《免疫學期刊》[1]的實驗中，「熬夜組」的小鼠每週有一天黑夜時間被縮短6小時（稱為「時相前移」），連續四週，「好眠組」小鼠則維持正常的白日／黑夜節律，接著都注射細菌內毒素，出現感染與敗血性休克。

二十四小時後，比起「好眠組」，「熬夜組」體溫較低、促發炎因子濃度較高，顯示發炎失控。一週後，「好眠組」的死亡率21%，「熬夜組」的死亡率竟高達89%！

睡眠檢查顯示「熬夜組」睡眠長度並沒有減少、睡眠參數一樣，但細胞「時鐘基因」的表現變了。是「日夜節律紊亂」導致了嚴重感染與死亡，而非睡眠不足、或壓力！

造成你我「日夜節律紊亂」的兇手，更包括散發高強度藍光的3C螢幕與手機，等於在黑夜直視太陽，根本是加強版的「天天熬夜組」小鼠，免疫力當然像北極冰山，在溫室效應中絕望地崩解下去。

搞到身體「整組壞光光」，怎麼辦？

潘達博士請你勤練「一夜好眠」、「掌握光照」、「日行萬步」等基本功，還有個絕世武功，就是「限時進食」(Time-restricted eating, TRE)：你從晚上八點開始「封口」，也就是睡前的2至4小時，禁食到隔天早上八點，再「解封」進食，斷食12小時或更久。

這讓我想到回教徒的「齋戒月」，凌晨四點半前吃完早餐便「封齋」，禁食到了下午六點才「開齋」進食，斷食13.5小時。佛教徒也「過午不食」，斷食16小時或更久。

像Kelly這類「腦疲勞族」，熬夜滑手機之外，夜夜吃宵夜，可能覺得「限時進食」太瘋狂！《新英格蘭醫學期刊》[2]最新研究卻指出：這類「間歇性斷食」能成功減重，預防或改善糖尿病、心血管疾病、癌症、腦神經退化疾病，甚至能延緩或逆轉老化。

潘達博士《用生理時鐘，養出好健康》將傳授你，如何指揮五臟六腑順應日夜節律，從此遠離感染、肥胖、癌症與癡呆，還要比你同學更年輕！

註：
1 Castanon-Cervantes et al., The Journal of Immunology 2010;185:5796-5805
2 Cabo et al., N Engl J Med 2019;381:2541-51

前　言

節律自制、配合晝夜週期，就是維護健康。

然而，並非任何週期都可行。

　　人類發現細菌，在衛生、疫苗接種和抗生素方面的突破，是上個世紀最具開創性的發展，這讓我們得以預防傳染病，也促成人類有史以來最顯著的壽命延長。然而，活得久並不代表一定活得健康。事實上，我們現在看到，從幼兒期開始一直到老年，罹患身心慢性疾病的人越來越多。不過幸運的是，我們也開始了解起因——現代人的生活方式正在破壞我們最原始、最合乎常理的健康原則。

　　過去二十年來，我和同事及其他研究人員探討「晝夜節律」（circadian code）在生物學領域的重要性，徹底改變我們對於身心最佳運作方式的理解。晝夜節律事實上是一個跨學科領域，包括生物學家、運動生理學家、數學家、心理學家、睡眠研究者、營養學家、內分泌學家、眼科醫師、遺傳學家、腫瘤學家等等，大家共同努力發現，只要簡單調整生活節奏，改變生活方式，就是恢復身體自然週期的祕訣，這必然是醫療、健康領域的下一場變革。我誠摯邀請大家一起學習我個人和上述領域權威專家合作的研究發現，了解晝夜節律，對睡眠、進食、工作、學習、運動和居家照明方式進行些微的調整，將對我們身體各方面的健康產生深遠的影響。事實上，我們從中得到的好處，遠比任何藥物或特殊飲食更加有效和持久。

　　你可能有聽說過晝夜節律，2017年諾貝爾獎已表彰過此一研究對人類健康的影響。但是，如果你從來沒聽說過，也不用擔心，概念其實很簡單。「Circadian」一詞源於拉丁文，意指「大約」（circa）和「一天」（diēm），是各種植物、動物和人類在一天中經歷的實際生物過程（以大約二十四小時為循環週期的生理機制）。這種循環週期其實在物種之間有相互關連，並受身體內部日夜週期或生理時鐘控制，這與一般人擔心的最佳生育年齡「日漸流逝的生理時鐘」有很大的不同。如你所知，我們身上每個細胞幾乎都有一個時鐘，而每個時鐘都會在日夜之間不同的時段，有規律地啟動或關閉數千個基因。

　　這些基因影響著我們各方面的健康。例如，當我們身體健康時，可以一夜好眠，早上醒來會感到很有精神，充滿活力、準備開工。我們的腸道功能完全正常，才有正常的飢餓感和清晰的頭腦。下午，我們有體力做運動，到了晚上，我們覺得累了，可以自然而然進入睡眠狀態。然而，當這些日常節奏被干擾時，即使只有一、兩天，我們的生理時鐘就無法向細胞發出正確的訊息，造成身、心無法正常運作。如果這種干擾持續了幾天、幾週或幾個月，我們可能容易受各類型的感染和疾病所苦，從失眠到注意力不足過動症（ADHD）、抑鬱症、焦慮症、偏頭痛、糖尿病、肥胖症、心血管疾病、癡呆症，甚至是癌症。

　　所幸，要恢復晝夜節律是並非難事。我們可以在短短幾週之內優化生理時鐘。只要恢復晝夜節律，我們甚至可以逆轉某些疾病、或快速痊癒，使我們恢復健康狀態。

我的旅程：發現時間與生物學的奧秘

我很幸運出生（1971年）、成長於印度獨特的歷史時期，親身體驗現代社會的迅速發展如何破壞我們最自然的生活，包括我們自身的生物週期。我幼年時住在外公外婆家附近的一個小鎮。外公在當地的火車站當貨物管理員，他經常上夜班。他們住的房子前門附近有一棵大茉莉花樹。對我來說，那棵樹是神奇的，它的花朵在夜間盛開，在黎明前凋落，彷彿每天早晨都鋪上美麗的地毯歡迎外公回家。

在寒暑假期間，我會拜訪我父親的家人，他們住在鄉村地區的一個農場。我外公在火車站的輪班工作，和爺爺與大自然同步的農場生活，兩者對比有如相隔一世紀之久，雖然兩地相距僅兩小時車程。記得我童年時期，爺爺的村莊還沒有電力，可想而知，農場的日子與我家的生活大不相同，爺爺那邊的親戚幾乎是過著自給自足的生活。我不記得看過爺爺戴過手錶，但他們的日常生活作息卻能精準地與太陽和星星同步。黎明破曉時，公雞啼叫，把所有人都叫醒，農場整天都在照顧植物和動物，還有準備三餐。我們會採摘水果和蔬菜，或是協助叔叔在農場池塘裡撈魚。早餐和午餐是正餐，是用新鮮的蔬菜和魚準備的盛宴。晚餐時間總是在日落之前，而且大部分是吃午餐的剩菜，那時候不可能將所有熟食存放至隔夜。入夜後，唯一的光源來自煤油燈籠，在那個時代，煤油很貴，還是政府配給的。我爺爺奶奶的房子比較大，有六間臥室，除了放在陽臺盡頭的兩盞燈籠整夜閃爍之外，我們晚上只能限用燈籠幾個小時。晚餐後，所有的孩子們都圍著燈籠，我的母親（曾是學校老師）會測驗我們。有時候，姑姑會跟我們講故事，叔叔會在後院教我們看月亮的週期變化。

有一次，我說想吃某種喜歡的水果和蔬菜，我的堂兄弟們都面露奇怪的表情。對他們來說，我只是個來自城市的鄉巴佬，不知道水果和蔬菜的生長時節。但他們有所不知，我父親擁有農業大學學歷，他為爺爺的農場引進許多高產量的樹木、蔬菜和水稻品種。其中一些新的水稻品種甚至可以在夏季和冬季生長，實際上，是以一塊土地的農產收益翻倍成長。在這種情況下，破壞事物的自然秩序不見得是一件壞事。

上初中時，我父親因交通意外事故身亡。肇事的卡車司機很有可能是睡眠不足，導致車輛失控。多年後我了解到，睡眠不足對大腦造成的影響比酒精更危險。然而即使在今天，整夜未眠後開車上路仍不算違法。

高中畢業後，我追隨父親腳步，考上一所農業學校，當年要在政府或銀行部門找到一份穩定工作，這是最快的途徑。每次造訪祖父母的農村時，我爺爺都會取笑我，問我能否打破自然規律，讓他在任何季節可以隨意種植各種水果或蔬菜。爺爺這番話引起我的興趣，讓我想更深入探索各種生物日常和季節交替時的變化。

我也會去探視外公，他當時已經退休。退休後才不過幾年，他開始有癡呆症的跡象，我的外婆像呵護嬰兒般照顧著他。我大三時幾乎每個週末都去探望他，我是少數幾個他還認得的人。他失去了對白天和黑夜的認知；他會感到飢餓、困倦，也可能隨時保持清醒狀態。我開始注意到，簡單的時間規律對我們的日常生活有多麼重要。我大學畢業幾天之後，他去世了，享年七十二歲。

我在大學主修植物育種和遺傳學，學業表現很好，按常理下一步應該是攻讀相關學科的碩士學位。然而，我很幸運獲得分子生物學碩士學位的獎學金，這在印度被稱為生物技術（biotechnology），當時是一門新興的科學分支，從此引導我進入遺傳學領域。

之後，我在清奈市（Chennai）找到一份不錯的研究工作，任職於布希・博克・艾倫公司（Bush Boake Allen，今為International Flavors and

Fragrances），該公司是全球知名的調味劑和香精製造商。我的第一個任務是弄清楚香草豆風味的化學作用。我參觀了印度南部尼爾吉里山（Nilgiri Hills）的香草農場，負責接待我的人在凌晨兩點左右叫醒我，然後我們驅車到田裡，接著向我介紹工人在凌晨時分每朵香草花開花時，如何親手進行授粉。雖然這份工作待遇不錯，但工人們卻討厭連續幾個月半夜醒來，到了季節尾聲時，他們都生病了。我想知道他們生病是因為對田間作物有不良反應，還是因為兩個月睡眠不足所致。隨著傑佛瑞‧霍爾（Jeffrey C. Hall）、麥可‧羅斯巴希（Michael Rosbash）、和麥可‧楊恩（Michael W. Young）發表他們開創性的晝夜節律研究成果，並於2017年共同榮獲諾貝爾生理學和醫學獎後，這個領域也開始在科學期刊上成為熱門議題。

我不久離開印度，前往加拿大曼尼托巴省溫尼伯（Winnipeg）的研究所就讀。此行對我帶來巨大的衝擊，其中最微不足道的是從印度36°C的氣候，轉換到冬天氣溫-17°C仍是稀鬆平常的溫尼伯。冬夜如此漫長，我的大腦感到迷惑，是因為文化衝擊、溫度衝擊、還是因為缺乏光照？免疫學系裡幾乎有一半同學都感到情緒低落，他們說這是「冬季憂鬱症」。溫尼伯漫長的夜晚重新激發了我對晝夜節律和情緒影響的研究興趣。熬過一個冬季之後，我設法搬到聖地牙哥（San Diego）。在那裡，我開始投注全部心力，正式鑽研起晝夜節律。

在過去的二十一年裡，我一直致力於這項研究。在加州拉霍亞（La Jolla）斯克里普斯研究所（Scripps Research Institute）的研究生時期，我努力探索植物的變化歷程，得以在這個領域最先進的實驗室工作，這是最令我興奮的事，這也是我們首次發現動植物中都有「時鐘基因」。我們的任務就是揭開這些時鐘基因奧妙的運作方式。每天都令人振奮，宛如每晚坐在前排欣賞自己最喜歡的百老匯表演一樣，我們發現特定的植物時鐘基因如何協同運作，告訴植物何時該進行光合作用和吸收二氧化碳做為能量，以及何時該進入睡眠狀態或自我修復。我發現的其中一種植物基因，使我們更加了解晝夜時鐘、新陳代謝和DNA修復之間的關連。

2001年，我在新成立的諾華研究基金會基因體學研究所（Genomics Institute of the Novartis Research Foundation，GNF）從事博士後研究，鑽研動物生物時鐘，這家卓越的研究所大膽採用人類和老鼠的基因體來了解生物學。在此期間，我發掘了晝夜節律在生物學當中的奧秘。

我首次關鍵性的突破是在第一年，發現了晝夜生物時鐘如何適應不同的季節或不同類型的光線。我的團隊在人類眼睛視網膜中發現一種難以捉摸的「藍光感應器」，它會向大腦時鐘發送光信號，藉此分辨現在是白天，還是黑夜。對光感應器的了解，使我們明白多少光照量（哪種顏色、多長時間，以及一天中什麼時間）會提前或延遲生物時鐘。這是一項重大的發現，因為近一百年來，科學家早已經知道眼睛內有一個光感應器，但不知道在哪裡、作用為何。這項研究發現被著名的《科學》（Science）雜誌評選為2002年十大突破之一，也正是因為這項研究，現在的智慧型手機或平板電腦可以在預定睡眠時間的前幾小時，自動將螢幕從亮白調整為暗橙色。

我們花了將近八年的時間才確定這種光感應器的運作原理，了解它如何將訊息從眼睛傳遞到大腦，以及哪個大腦區域接收這些訊息，好讓我們調節睡眠、抑鬱、晝夜時鐘和疼痛。即使到今天，我還在努力鑽研光線對晝夜節律的影響程度，以及現代照明又是如何影響身體的晝夜週期。我們非常樂見這項研究觀察結果被落實運用，在短短十五年內，使超過十億人口意識到光照對自身健康的影響。

第二個研究重點是，確定我們體內的生物時鐘如何發送時間訊息，以及身體各器官如何在特定時間執行不同的任務。我們運用先進的基因體技術，監測不同器官中哪些基因在不同時間啟動和關閉。這項研究始於2002年，我們再度取得重大突破，發現大腦和肝臟中有成百上千個基因在特定時間啟動和關閉。我們也將這些實驗擴展到不同的器官、組織、大腦中樞和腺體，發現幾乎每個器官都有自己的時鐘，而各器官中的基因都會啟動或關閉，進而影響一天中特定時間的蛋白質生產量。

在索爾克生物研究所（Salk Institute for Biological Studies）成立自己的實驗室之後，我與傑出的同事繼續合作進行生物時鐘研究。現在我們知道，有規律的晝夜週期，就會有健康的身體。就像遺傳基因的突變會導致疾病一樣，與晝夜節律背道而馳的生活會使我們健康亮起紅燈。在過去幾年中，我有幸與心血管疾病和新陳代謝疾病領域的傑出學者合作，我們共同發現沒有規律作息的動物很容易得到這些疾病。我們漸漸明白晝夜週期失調是所有疾病的根源，反過來說，大多數慢性疾病，正是因為生物時鐘功能受損所致。

2009年，我們把光和時間這兩個研究領域結合在一起，並擴展之前的兩項研究，設計了一個簡單的實驗，將老鼠置於特定的明暗循環週期中[1,2]。老鼠通常是在夜間活動覓食的，但是在我們的實驗中，改成白天餵食老鼠，隨後觀察其內部時鐘發生什麼變化。令人驚訝的是，我們發現，在二十四小時內啟動和關閉的肝臟基因，幾乎每個都完全忽略光信號，反而是與老鼠的進食和禁食時間同步。我們還從該實驗中了解到，每天的進食和禁食幾乎能驅動肝臟的每個節奏。我們原本以為所有時序訊息都是來自外界的光，透過眼睛的藍光感應器，但我們卻發現，如同早晨第一道光會重設我們的大腦時鐘，早晨吃下的第一口食物也會重設器官的時鐘。

在2012年，我們更深入探索，想看看疾病是否不只跟飲食相關，也和晝夜節律紊亂有關。許多研究論文證明，隨時可吃到高脂肪和含糖食物的老鼠，會在幾週內變得肥胖、得到糖尿病。我們將兩組老鼠進行比較，一組可以自由攝取高脂肪飲食，另一組則必須在8到12小時內限時進食，實驗結果令人驚訝。每天在12小時或更短的時間內攝取相同食物、相同熱量的老鼠，完全能夠預防肥胖、糖尿病、肝病和心臟病。更驚人的是，當我們將生病的老鼠依規定時間餵食時，不必靠藥物或改變飲食，就能逆轉牠們的病情。

起初，科學界對我們的發現抱持懷疑態度。傳統觀念認為，飲食內容和食量多寡決定我們身體健康與否。但是，世界各地的實驗室漸漸開始提出類似的觀察結果，包括對人體的研究。現在我們知道，除了吃什麼和吃多吃少以外，進食的時間也很重要。許多重要的醫學團體也已注意到我們的發現，並進行文獻審查，以了解進食時間重要與否。例如，美國國家衛生研究院（National Institutes of Health）、美國心臟協會（American Heart Association）和美國糖尿病協會（American Diabetes Association）等，他們和我一樣，都相信重設生物時鐘是預防慢性疾病或加速治療的另一個契機。2017年，美國心臟協會首度發布關於進餐時間和進餐頻率的建議，支持我們的研究結果，說明改善進食模式可做為預防或減少心血管疾病的方法之一[3]。

本書以我的研究為基礎，為讀者提供可運用的訣竅，只要簡單改變生活方式，就能優化生理時鐘。今天我們健康面臨的風險越來越高了，有將近三分之一的成年人至少患有一種慢性疾病，例如肥胖症、糖尿病、心血管疾病、高血壓、呼吸系統疾病、哮喘、或慢性發炎。美國成年人到了退休時，通常患有兩種、或多種慢性疾病，而事實上，慢性疾病幾乎沒有治癒的機會，糖尿病或心血管疾病的患者很少能恢復正常。我們只能用更好的方法來因應這些疾病、並與之共存。

　　不過，現在不一樣了。在這本書中，我會為讀者提供非常簡單的概念和實踐方法，每天都可以落實，這些方法都經過嚴格的實驗室研究證明，可以預防或延緩疾病發作。

　　關於我，你還需要了解一件事，我的科學研究受到美國政府補助，由於有像你這樣誠實的納稅人和慈善家，才得以茁壯成長。如果這項研究能夠激勵一百萬人做出微小的改變，使其慢性疾病延緩發作一年，估計每年至少可以為美國節省20億美元。這項研究是我送給讀者的禮物，以表達我對這個國家深切感激之情。2001年，我以外國人F-1簽證的身分，完成博士學位。我很高興有機會繼續在GNF從事博士後研究，於是送出H-1B簽證的申請。任何外國公民都知道等待工作簽證期間坐立難安的焦慮心情。

　　隨後，發生了九一一事件。2001年9月12日大約下午五點左右，GNF的人力資源總監手裡拿著一張紙走向我的辦公桌。我最深的恐懼浮現在腦海，政府一定是拒絕了我的H-1B簽證申請。然而，出乎我的意料，它已於早些時候獲得批准了。我當下體認到這個國家、我的新家，一定很棒，因為在9月12日，當我還在為前一天的災難震驚不已，無法專注於實驗室工作時，東海岸的某個人還是照常工作，審查並批准了我的申請。那一天，我決定永遠留在這裡、為這個國家效勞。這就是我想與你分享研究成果的原因，我衷心希望你能從中受益。

本書重點

　　照顧自己的晝夜節律絕對不是節食的問題，事實上，與節食完全無關，這是一種生活方式，首先你要知道何時進食、何時關燈睡覺，只要關注你一天當中的小細節，就會對預防和延緩疾病大有幫助。

　　接下來你將會了解到，我們很容易打亂自己的晝夜節律，只需要搭乘一次夜間航班、一夜輾轉難眠、生病、或超時工作，就足以造成干擾。本書是讓你整天活力充沛的利器，無論你的身分是父母還是孩子（尤其是青少年）、千禧世代、或退休人士，一般上班族、輪班工作人員、職業婦女、或是健康愛好者，都可以從中受益。如果你正在進行一種或多種慢性疾病的治療，你更需要閱讀本書。無論你是哪種人，都將了解白天什麼時候才是進食、工作和運動的最佳時機，以及如何管理晚上的時間，才有最好、最安穩的睡眠。

　　首先，本書著重預防勝於治療，但你也可以藉著這個原則使生活更美好。第一單元介紹體內生物時鐘的運作方式，並說明完美的晝夜節律為什麼對兒童和成人那麼重要。邁向健康之路的第一步是，判讀自己是否生病了。本單元包括一個簡單的測驗，幫助你了解目前的健康狀態如何影響身體的週期。你也可以追蹤自己的作息時間，找出需要調整的地方。

　　第二單元提供完整說明，如何妥善利用自己的一天，優化體內生理時鐘。你將明白正確的進食時間（以及適當的飲食內容），食量多寡並不太重要。這項進食計畫沒有包括計算卡路里，但是我敢保證，如果你遵循我建議的指導方針，自然就會達到減重成效。你將了解一天當中什麼時候是工作效率最好，以及鍛鍊身體的最佳時機。你還會學到提升睡眠品質的新方法，以及強化和追蹤整體經驗的祕訣。

　　隨著年齡的增長，晝夜節律失調對我們的影響比年輕時更大。我深信，大多數影響成年人的疾病都可以追溯到日夜週期的紊亂。第三單元介紹特定的疾病與晝夜節律的關係。本單元涵蓋癌症和其他免疫系統問題、代謝症候群（心臟病、肥胖症和糖尿病）的成因，以及神經系統健康問題，包括抑鬱症、癡呆症、帕金森氏症和其他神經退行性疾病。你也將了解腸道的微生物組如何受到內部節律的影響，以及如何解決諸如胃酸逆流、胃灼熱和發炎性腸道疾病等問題。

　　我並不是醫生，所以不能開藥方。身為科學家，我每天都提醒自己，我們對人類身體的運作其實所知有限。但是，我可以很有自信地與你分享我的知識，關於人類這種強大、原始的、自然的生理節奏，以及提供改善日常生活的最佳建議。請與你的醫生或其他醫療人員分享優化晝夜節律的相關資訊，使他們能夠針對治療方法做出更好的決定。借助本書所提供的工具，很有可能使你的健康回到正軌。

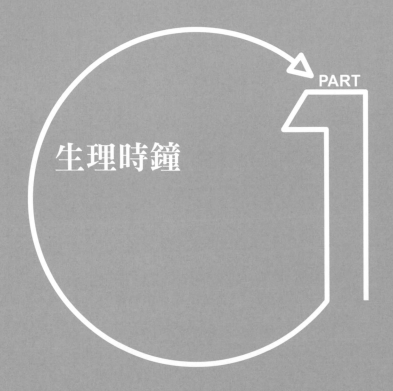

PART

生理時鐘

第1章 **我們都是輪班工人**

　　如果你是輪班工作人員，半夜醒來上班，凌晨才下班，或得整夜保持清醒，那麼你一定有深切體會，知道抗拒日出而作、日落而息原始生理需求的感覺。就算你不是輪班工作人員，我相信你也會記得自己對抗內部生理時鐘的經驗。事實上，我們都是輪班工人。有時生活中，我們也經歷過睡眠干擾，但對許多人來說，熬夜已然是習慣。如果你在學校或工作上通宵活動，或熬夜準備考試、整夜睡不安穩，也許是穿越多個時區旅行、熬夜照顧生病的家人，或者得反覆醒來好幾次幫寶寶餵奶和換尿布，那麼你也算是輪班工人。長時間通勤的全職工作、加上家庭例行公事，就像兩班制工作，得等到半夜才能上床睡覺。即使是一次的社交聚會到深夜，也可能像跨時區旅行一樣具有破壞力，我們稱之為「社交時差」（social jet lag）。

　　「我們都是輪班工人」不是無中生有的想法，有數據可證明這是事實。例如，慕尼黑的研究人員提爾·羅納伯格教授（Till Roenneberg）針對歐洲和美國五萬多人進行調查，結果發現，大多數人不是到半夜才上床睡覺，要不就是很早起床、睡眠不足[1,2]。同樣的，一般人在平時和週末也有不同的就寢時間表。2017年的世界睡眠醫學研討會上，羅納伯格發表他的研究數據，顯示大約87％的成年人有社交時差，週末比平時延後至少2小時才上床睡覺。

　　大約六年前，我的實驗室開始監測近兩百名大學生的活動和睡眠模式，我們發現與羅納伯格相同的結果。到目前為止，在全部人當中，只有一個學生確實每天（包括週末）大約在同一時間（半小時內的差距）上床睡覺，也只有一個學生一週至少兩天在午夜前上床睡覺。

　　我們還監測了孕婦和剛生完小孩的職業婦女，她們的模式也非常不穩定，事實上，跟消防隊員的模式很像，每晚都會被叫醒好幾次。對於許多女性而言，身為母親最難的部分是違背生理時鐘，得在夜間保持清醒，還要想辦法在白天不固定的時間補眠。因此，新手媽媽唯一能睡好覺的時候，就是除了配偶／伴侶的協助之外，還得到公婆或父母的支援，幫忙分擔一些夜間的任務。

　　職業婦女最難為的地方就是，協調自己每天的生活節奏，因為她們的日常生活都受到家裡其他人的影響。通常，她們很早就得起床，為一家人準備早餐、打理孩子的午餐和書包，送孩子去學校或托兒所，然後才去上班。晚餐之後，她們還得監督家庭作業、運動、或在家工作到深夜。一週過去之後，她們的晝夜節律被擾亂得更加嚴重。舉例來說，當我女兒還在襁褓時，每到星期五，我太太就會生病，得花整個週末才得以康復。

　　不管是什麼原因，我們都經歷過難熬夜晚後第二天的感覺。你會覺得昏昏欲睡、卻又睡不著，也可能會覺得胃不舒服、肌肉無力、頭昏腦脹，當然也沒有心情去上健身房。好像你的身體和大腦都感到困惑，一半的大腦可能告訴你該去補眠了，但是另一半的大腦則堅持認為現在是白天，不應該睡覺。你可能會決定撐下去，喝一杯濃咖啡或是能量飲料消除睡意，或想辦法盡快恢復常規作息。

輪班工作後的大腦無法做出理性的決定。根據《科技時代雜誌》（*Popular Science*）最近的一篇文章[3]，一次的夜班對認知造成的影響會持續一週，而記憶力或注意力下降，也容易使我們養成不良習慣。幾天的睡眠不足會改變我們的食慾，不管是想吃的食物種類、還是晚上清醒時吃的份量。通常，在深夜胃該休息和修復的時候，我們會特別想吃高熱量的垃圾食物。

輪班工作也可能會導致睡眠困難，有些人會求助酒精或安眠藥，這兩者都可能引發抑鬱症。更重要的是，這些補救措施都是會令人上癮的，也會衍生不良習慣，就算日後不再需要熬夜，這種不良習慣也會繼續存在。

日夜顛倒的生活作息會影響第二天的精神，更糟糕的是，我們的家人其實就像間接的輪班工人一樣，可能要配合我們瘋狂的作息、或為陪伴我們不得不早起或晚睡，無意中擾亂了他們的睡眠。這對他們健康造成的影響，同樣令人擔憂。例如，2013年發表的相關研究分析中，研究人員發現，與非輪班工人養育的孩子相比，輪班工人的孩子不僅有更多的認知和行為問題，肥胖症的發生率也更高[4]。

雖然一、兩天熬夜到深夜，或跨幾個時區旅行好幾天，可能會很不舒服，但是一再擾亂你的生理時鐘，導致身體各系統開始發生故障，可能更會對健康造成不良影響。你的免疫系統會變得十分虛弱，使細菌和病菌有機可趁，造成胃不舒服，甚至引起類似流感的症狀。有充分的文獻證明，輪班工人比非輪班工人面臨更多的健康問題，特別是胃腸道疾病、肥胖症、糖尿病、和心血管疾病。[5,6,7,8,9,10,11,12,13,14,15,16]

令人驚訝的是，造成現役消防人員死亡和工作殘疾的第一大主因，不是火災或意外事故，而是現在公認與晝夜節律失調有關的心臟疾病[17,18]。

在許多研究中，輪班工作增加了罹患某些類型癌症的風險，以至於世界衛生組織（WHO）的國際癌症研究機構（International Agency for Research on Cancer，IARC）在2007年將輪班工作列為潛在的致癌因素[19]。

　　如果我們都是輪班工人，必定容易生病，所以更必須了解人體生理時鐘的運作機制，學會優化自己的生活方式，養成身體的自然節奏。

生理時鐘真實存在

　　我們過去認為，身體的晝夜週期只受外部世界的引導。早晨的陽光會喚醒我們，而月亮則是我們入睡的線索，甚至直到1970年代中期，許多科學家仍對晝夜節律在生物學領域的重要程度不屑一顧。雖然早在1700年就知道植物本身有內部時鐘，但很難證明動物和人類的晝夜週期是受到內部、而不是外部驅動的。一般的看法是，人類是更進化的生物，必然是受到除了日、月之外的外在環境因素驅動。

　　植物實驗非常容易，放置在黑暗地下室中的植物，每天仍會以特定週期伸展枝葉[21]。許多植物會在白天開展葉片，吸收更多的日照能量，在夜間閉合以免浪費能量。同樣的，許多花朵只在白天開花，因為有蜜蜂和鳥類幫忙傳授花粉，但有些植物，像我外祖父母家附近的茉莉花樹，則在夜間開花，這些植物是靠風、而不是其他動物來授粉。

　　下一組研究難度要大得多，科學家從昆蟲、鳥類和動物著手研究。他們研究了幼蟲變成果蠅的時間，這是有晝夜週期的，因為只發生在早晨、風少、而且濕度大的時候。他們研究鳥類的遷徙模式和其他動物的清醒模式，也研究受控環境下的實驗老鼠[22]，當牠們長期處於黑暗之中，沒有任何外部的時間提示時，其覺醒和睡眠週期還是如時鐘一樣精準，為23小時

晝夜節律紊亂的後遺症

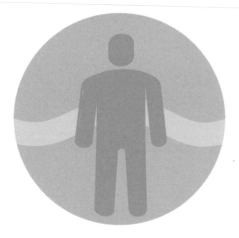

多囊卵巢綜合症
月經週期不規律
產後抑鬱
不孕症
孕吐
流產

注意力缺陷過動症
自閉症
季節性情緒失調
焦慮
恐慌症
抑鬱症
學習障礙
躁鬱症
加護病房譫妄症
偏頭痛
創傷後壓力症候群
癲癇躁狂症
精神病
多發性硬化症
亨丁頓舞蹈症
阿茲海默症
帕金森氏症
細菌感染
嗜睡症
瘧疾
關節炎
哮喘
過敏
淋巴瘤

腸道滲漏
消化不良
胃灼熱／胃痛
克羅恩氏病
潰瘍性結腸炎
發炎性腸綜合症
發炎性腸疾
代謝症候群
體重增加／肥胖症
兒童肥胖症
II型糖尿病
糖尿病前期
中風
血脂異常
高血壓
心律不整
慢性腎臟病
脂肪肝病／脂肪性肝炎
卵巢癌
乳腺癌
肝纖維化
結腸癌
肝癌
肺癌

失眠
普瑞德-威利症候群
史密斯-馬格尼斯症候群
阻塞性睡眠呼吸暫停
睡眠相位後移症候群
非24小時睡眠-覺醒型
家族性睡眠相提前症候群

圖說：與晝夜節律失調相關的疾病

你是哪種類型的輪班形態？

歐洲官方對輪班工人的定義是，一年之間超過50天，在晚上十點到凌晨五點之間保持清醒超過3小時的人。然而，依照現代人的生活方式，我相信大家都是輪班工人，你經歷過哪種輪班工作形態呢？

- **傳統的輪班工作**：在任何發展中國家或發達國家，大約有20％到25％的非軍事勞動力從事輪班工作，包括急難救助人員（消防員、緊急調度員）；警察、醫療保健人員（醫生、護士）、製造業、建築業、公用事業服務、航空運輸（飛行員、空服人員、地勤人員）、地面運輸、食品服務工作人員、看守人員、電話呼叫中心客服人員。
- **類似輪班工作的生活方式**：包括高中生和大學生、音樂家、表演藝術家、新手媽媽、居家護理人員，以及輪班工作人員的配偶。
- **零工經濟行業**：包括高中生和大學生、音樂家、表演藝術家、新手媽媽、居家護理人員，以及輪班工作人員的配偶。
- **時差**：當你在一天之內跨越兩個以上時區旅行時，就會產生時差。每天有將近八百萬搭乘飛機的航空旅客[20]，其中一半的人至少跨越兩個時區。
- **社交時差**：在週末夜晚睡，早上也至少晚2小時起床。現代社會中，有超過50％的人口經歷社交時差。
- **數位時差**：當你透過社交網路或數位設備，與位在幾個時區之外的朋友或同事聊天，因此必須在晚上十點到凌晨五點之間保持清醒3小時以上。
- **季節性的畫夜節律紊亂**：生活在北緯和南緯極端地區的數百萬人口（例如，加拿大北部、瑞典、挪威、和智利南部的居民），冬季日照時間少於8小時，而夏季的日照時間超過16小時，這些極端的日照時間干擾了他們的畫夜時鐘。

45分鐘。同樣的，許多植物和真菌的生物時鐘接近，但並非完全是二十四小時。

人類是否具有相同的內部晝夜時鐘幾乎不太可能研究，因為不容易清除外在世界相關的時間提示。然而，在1950年代，研究人員想出了辦法，他們發明了一個簡單的電話，讓一名志願參與者只能和外界的某一人聯絡。參與者深入安地斯山脈的一個山洞裡，隨身只帶必要的糧食、蠟燭和足以打發幾個星期的書籍。每當他感到有睡意時，就會打電話給聯絡窗口，由對方記錄下時間，醒來時也比照辦理。研究顯示，他在洞穴中的睡眠／覺醒週期連續數週都像時鐘一樣精準，只有每天上床睡覺時間稍有推遲，這代表他的生理時鐘比二十四小時稍長。事實上，他的醒睡週期正好是24小時15分鐘，週期很規律，因此必然是由內部生理時鐘所控制[23]。

晝夜週期不完全是二十四小時，這並不足為奇，因為世界上大多數地區，從日出到下一個日出的時間都並非正好為二十四小時。由於地球相對於垂直軸稍微傾斜，因此在繞太陽運行時，北半球或南半球一年當中會有某些時間，將面對較長的日照時間。一年當中隨著白天逐漸變長或變短，日出和日落的時間也會發生變化。在赤道，變化很小，但是，如果你住在波士頓、斯德哥爾摩、或墨爾本，每天日出時間的變化可能會多達幾分鐘。越到夏天日光時間變長時，內部生理時鐘會在更早一點的時間（正好是太陽升起時）喚醒我們。當我們飛行跨越不同的時區時，我們的睡眠／覺醒週期會慢慢適應新的時區。這一些例子只是用來說明為什麼人體有內部生理時鐘，以及自身調整機制與日出時間或白天長度變化有關。一旦確認這一點之後，科學家就能推測晝夜週期與光照有關，或可與之同步。

日常生理節奏

　　科學家持續探索成年人生理機能、新陳代謝、甚至認知方面的日常生理節奏，我們發現幾乎各方面都是有週期性。雖然人類不會開花、也不會長途遷徙，但我們確實有適應晝夜的生理時鐘，在白天或晚上規律地調節身體。事實上，我們的身體每天都規律運行在特定的節奏上。有意思的是，你的夜間活動對自身晝夜節律有很大的影響。透過閱讀本書，監測你從下午六點開始到午夜的生活作息，將會為你帶來巨大的變化。

　　早在在我們一早醒來之前，內部時鐘就已經為身體甦醒做好準備了。它開始停止松果體（pineal gland）分泌睡眠褪黑激素（melatonin）。隨著血壓略微升高，我們的呼吸會變得稍快，每分鐘心跳也會加快一些。甚至在睜開眼睛之前，身體核心體溫也會升高半度。

　　我們的整體健康狀況取決於日常的晝夜節律。身體健康代表你可以睡得安穩，一早醒來之後感到有了充分休息、精神煥發，可以正常排便，清除夜間累積的毒素，同時感覺專注、通體舒暢，也會想吃早餐。我們睜開眼睛不久之後，腎上腺會分泌更多的壓力賀爾蒙皮質醇（stress hormone cortisol），好幫助我們快速完成晨間例行公事，胰腺也準備好釋放胰島素來消化早餐。

　　經過一夜好眠和營養的早餐之後，大腦為一天前半段的學習和工作做好準備。到了下午，身體健康的你可以完成足夠的工作，滿意自己努力的成果（若你前一天晚上睡不安穩，可能會覺得自己浪費了一整天）。隨著時間過去，肌肉張力在一天結束時達到高峰。夕陽西下、傍晚來臨時，我們的體溫開始下降，幫助睡眠的褪黑激素開始上升，身體也準備入睡。

　　到了晚上，身體健康的你可以逐漸放鬆、感到疲倦、可以輕易進入深度睡眠狀態。睡眠不是大腦關閉的預設模式，事實上，我們在睡覺時，大

身體的日常節奏

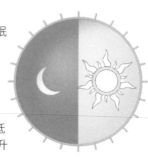

體溫升高
記憶力增強
褪黑激素下降
排便順暢
皮質醇上升
更好的葡萄糖調節
更好的免疫反應
高度警覺
鍛鍊肌肉
運動協調高峰

深眠
腸壁和皮膚修復
生長激素升高
腸蠕動減慢
唾液分泌減緩
胃酸分泌高峰
體溫降低
褪黑激素開始上升

**身體許多功能會在白天或晚上特定時間達到頂峰，
這些節奏由內部生理時鐘調節。
如果不遵循自然的晝夜週期，身體功能只會持續正常運作幾天就失衡。**

腦非常忙碌，它會根據我們白天吸收的感官資訊來鞏固記憶，在不同神經元之間創造新的突觸或連接，備份這些資訊。大腦在夜間也會分泌大量激素，睡眠褪黑激素在大腦的松果體中產生，人類生長激素也是在睡覺時分泌的[24]。事實上，睡眠不足的人分泌的生長激素較少，對兒童來說影響很大，因為睡眠不足會造成重要的生長激素分泌量減少，阻礙發育。

到了晚上，大腦也會排毒。白天，腦細胞吸收和處理營養物質，進而產生無用、有毒的副產品，這些毒素在我們睡覺時會被清理乾淨，並透過神經新生過程產生新的腦細胞。因此，人體大腦就像辦公室一樣，當你一早進入辦公室時，不會感覺有人幫你通宵工作，不過期間卻發生了很多事，垃圾被清除了、維修人員可能進來升級伺服器或更換燈泡，一切工作照常進行，讓你可以開始嶄新的一天。

身體需要穩定的生理時鐘

　　晝夜節律可以優化生物功能。由於身體無法一次完成所有工作，因此每個功能都有特定的運作時間。觀察新生嬰兒可以讓我們更了解晝夜節律的重要。從新生兒的發育模式中，我們發現嬰兒來到這個世界時，還沒有功能健全的晝夜時鐘，他們有明顯的週期，但並不穩定。例如，嬰兒睡到半夜，會被肚子餓或是排便這些強烈生理需求喚醒，然後會開始哭鬧，因為他們同時感到飢餓、不舒服、又想睡覺，一切都混亂無序。但是，隨著晝夜時鐘加強，大約在五到八個月大時，新生兒會變得比較能夠控制自己的身體功能。第一個發生的變化是，他們可以連續睡足好幾個小時，消化速度也會減慢，因此不再需要半夜餵食。由於促進腸蠕動的激素分泌在睡眠時受到抑制，他們可以直到早上才排便。每一天，生理時鐘都變得越來越穩固。

　　隨著嬰兒成長，家庭生活也開始分配身體活動的時間，有規律的三餐，同時，眼睛裡的光感應器會自動注意到日光時間的變化，內部生理時鐘能每天略微調整幾秒鐘或幾分鐘。正是這種「光同步現象」（light entrainment）或內部生理時鐘與自然的晝夜週期同步，使我們的祖先不管是任何季節，都能在黎明時醒來。

　　晝夜時鐘是內部生理節律系統，與光照和進食時間相互作用，產生我們的日常節奏。我們的任務是維持晝夜節律，達到最健康的生活。你將會了解到，要做到這一點，最好的方法就是配合晝夜時鐘作息，而不是與之背道而馳。首先，我們要先理解光線的重要。

光的運用簡史

人類歷史發展可以概述為「試圖超越生理時鐘」，因為原始生理週期會逐步演化成預測和適應環境的能力。為了理解光照如何影響行為，我們需要鑽研進化生物學，起源可以追溯到大約兩百萬年前，與人類為了在各環境中求生存所發展出的適應性機制有關。我們知道生物進化是有意義的，因為人類如今的生理機能（身體的運作方式）與兩百萬年前大致相同，作息還是按照內部生理時鐘設定的週期，晚上睡覺，白天工作和吃飯。

我們知道，現代人類主要在赤道附近演化發展，他們的日常活動受到太陽的引導，並受到相對的晝夜週期強烈影響。原始人類若想成功狩獵，就必須在日出之前醒來。他們的策略是在水坑附近等待獵物上門，不能獵食的時候，就會花很多時間探索和採集漿果及水果。覓食需要花很長的時間，尤其是如果還得想辦法躲避掠食者的話。

等到傍晚，他們還必須有足夠的肌肉張力，才能再跑幾公里回到原本的山洞或庇護所。人類學家認為，早期人類是在黃昏時分吃完晚餐，以便有足夠的時間在夜幕降臨前找到安全的地方睡覺。到了晚上，他們休息12至15個小時，絕大部分時間都在睡覺。夜間禁食必然有助於清理腸道，使他們一早身體輕盈，準備好再去覓食。

人類具有獨特的能力，可以隨意改變白天夜晚的生活方式，必要時整夜保持清醒，挑戰身體的晝夜週期。人類之所以有這種獨特的能力，是因為巨型猛獸構成威脅，不得不想辦法在夜間保持清醒，即便只是幾分鐘。在睡覺期間，每個人輪流守護部落其他成員，這是第一批的輪班工人。

熬夜奮戰不僅是為了生存所需，也是通往繁榮與財富的方針。許多獵人變成喜歡在夜間狩獵，這些輪班工人成為人類社會重要的組成分子。隨著時間的發展，探險家和征服者會透過夜間對敵人發動突襲，擴大領土，並獲得新的農田、礦產、寶石、和自然資源，變得興旺又富裕。

火是人類用來對抗晝夜時鐘的第一個工具。升火和控制火的能力給人類帶來兩大好處，首先是光照本身，它使我們可以額外清醒幾個小時，必要時還可以熬夜到通宵。燃燒的餘燼在傍晚閃爍昏暗的光線，可以標示出回家的路、嚇阻大型猛獸，也為夜間提供溫暖。其次，火成為強大的武器，幾千年來，我們擁有的唯一武器就是火。即使到現在，大多數武器仍然是以火力為基礎。

火坑周圍的生活也推動了人類文明的興起。火是烹飪食物和燒開水必不可少的，擴大了可食用食物的範圍。烹飪可使食物變嫩，分解濃郁的風味，使食物更美味可口，殺死病原體，食用更安全[25]。烹飪過程也使食物更容易消化，讓人類可以從相同的食材中，提取更多的卡路里，這就是為什麼吃生食可以減肥的原因，而同樣的食物煮熟再吃對減肥的影響並不大[26]。由於烹飪可以從同一食物中提取兩倍的能量，也減少了覓食的時間。同時，現在食物的選擇也更多元，增加了許多原本生吃無法消化的食物。

在寒冷的夜晚，火為人們提供溫暖，使早期人類得以離開赤道，前往北歐、亞洲和北美的高緯度地區探險。人類到達最北端的緯度地區，距今只不過三、四萬年前。在夏天的時候，一天有時長達20多小時的光照，因為不會太熱，又可以到黑暗的洞穴或茅屋獲得充足睡眠，所以不會太難適應。但是漫長的冬夜，幾乎沒有日光，肯定讓大腦感到困惑。即使在今天，還是有很多人無法適應高緯度地區漫長又黑暗的冬夜，而造成季節性情緒失調、或季節性抑鬱症。在這些地區，抑鬱症和自殺未遂率在冬季都會增加，如今公認這與晝夜節律紊亂有關，就好像季節性抑鬱症患者被迫連續數週或數月上夜班一樣。

　　無論早期人類住在哪裡，火對夜間生活也有非常特殊的影響。白天時，男人在外打獵，婦女和兒童留在家裡，照料家畜或處理食物的乾燥和加工，好度過雨天或冬季。傍晚的營火使大家重新聚在一起，為家庭創造一個娛樂、休閒、放鬆的特殊時刻，彼此分享故事、規劃未來、富有想像力的思考，並在科學、文化和手工藝上發展創新觀念。晚間的爐邊談話成為人類藝術、文化、科學和哲學的發展起源[27]。夜晚光線環繞的社交生活已深根在我們的日常生活中。

　　但是這種夜間爐邊時光僅限於1、2個小時，因為當時維持升火很困難，到後來也變得比較昂貴。即使在工業化的早期，火和光線取得也很不容易。人類利用鯨油、蜂蠟和牛脂做為更好的燃料來源之後，經常將火區分為烹飪或取暖用途、或是光照用途。對於一般人來說，將這些燃料用於照明太昂貴了，以今日的美元價值計算，十九世紀一戶普通人家每晚幾小時的居家照明，需要花費1,000到1,500美元[28]。在十九世紀，由於晚上很少有明亮的光線，所以大多數人在日落之後幾個小時就上床睡覺了。如今，非洲、南美、澳大利亞和印度都有土著居民，還是過著類似於二、三個世紀前農業或狩獵採集的生活方式。在這些無法獲得大量電力的部落中，人們會早早上床睡覺，在黎明時分才醒來[29,30,31]。

　　到了二十世紀，電力和電燈遍及整個西方世界，但還是沒有太多理由讓人保持清醒、熬夜做事。燃氣和電爐使加熱不用再依靠傳統的柴火，將廚房從戶外帶到現代家庭中心，我們可以隨時隨地烹煮食物。食品加工保存以及冷藏保鮮技術，讓人可以隨時吃到東西，那才是麻煩真正開始的時候。

　　早期的工業化促進了糧食生產、採礦和製造業的發展，漸使得工作和家庭中的體力勞動需求減少。產量增加很快超過了當地的消費量，因而促成公路、火車、建築物和倉儲等基礎設施的發展，更加減少人類的體力活動。不過，維護和建造現代基礎設施也需要新一代的工人，他們得保持清醒熬夜工作。現今工業化社會中，有將近20％到25％的全職工作人員都是輪班工人。

二十世紀初期，農業機械化也提高了農作物生產，植物繁殖者也在無意中選擇了自然調整生物時鐘的植物。這些「突變」作物不需要正確計算日長，不再受限於漫長的夏季或短暫的冬季花期，而是在任何季節或在溫室裡都可以開花，像番茄一樣。因此在同一塊土地上，農民每年可以增加兩到三次的作物生產，進一步提高產量。

糧食生產機械化，使工人擺脫了整天在戶外工作的束縛。同時，電燈照明變得越來越負擔得起，在二十世紀中葉快速發展，第二次世界大戰後，所有工業系統都已建立起來，工業化國家中，幾乎每個人的畫夜節律都開始受到干擾。睡眠減少也代表我們在明亮燈光下度過的清醒時間增加了，尤其是在大腦不該受到光線刺激的夜間時刻。而白天清醒時，我們很多人都是待在室內，沒有充足的日照。這兩種情況都會使大腦時鐘感到混亂。

電話、收音機和電視開始為我們帶來娛樂，直到深夜。電腦也已取代了爐邊夜談，徹底轉變成全球即時、虛擬的全天候聊天對話，可以和世界各地任何人暢談任何主題。有二十四小時的新聞和娛樂週期，以及全球數十億台電腦設備，誰能承受不上網、落後世界的代價？

雖然這一切發展都在促進我們的技術、使生活更美好，但卻也擾亂了我們的畫夜週期。身體的畫夜時鐘不斷被夜晚明亮的光線、和白天自然光接觸不足所迷惑。我們還沒有進化到可以讓身體內部生理時鐘與現代世界的現實生活同步，因此，大家都像最北端地區的祖先、甚至像現在北歐的同胞一樣，正在努力對抗混亂週期。不管我們是不是真正的輪班工人，還是只是過著類似輪班的生活模式，夜間持續暴露在光照之下，都會抑制睡眠，並使我們感到飢餓，造成晝夜節律紊亂。

晝夜時鐘的光感應不同於視覺感光

我們不可能回到中世紀，享受漫長而黑暗的夜晚，但是，如果知道光如何影響我們的生理時鐘，也許就能透過控制光照來掌握身體健康。讀研究所時，我遇到很多問題，我想知道光線究竟如何影響身體內的晝夜時鐘？為什麼晚上盯著電腦螢幕會讓我們保持清醒，而早上大腦顯然需要更多光線才能讓我們保持清醒？哪種光的顏色能影響我們的時鐘？

如果我們能了解光的亮度和顏色如何在一天的不同時段影響生理時鐘，就可以透過控制光照提升健康。雖然你可能知道，皮膚要暴露在陽光下才能製造維生素D，但這與身體的生理時鐘無關。光對於生理時鐘的所有影響，都是透過我們的眼睛。因此，讓我們先來了解眼睛的運作方式。

人的眼睛就像照相機一樣，包含數百萬個視桿（rod cell）和視錐細胞（cone cell），這些細胞以精細的解析度捕捉圖像細節，並透過細長的線狀神經細胞將這些資訊傳送到大腦。視網膜是位於眼球後方的感光組織，包含數百萬個視桿和視錐感光細胞。光線透過眼角膜、瞳孔和晶狀體聚焦到視網膜上。視網膜將光線轉換成脈衝之後，再透過視神經傳遞到大腦，在此轉換成為我們所見的圖像。當這些視桿和視錐細胞死掉，就會失去視覺，就像一些先天性失明病例一樣。

然而，盲人的生理時鐘仍然受到光線的影響。令人驚訝的是，許多盲人仍然可以「感知」光線。走在陽光下時，許多盲人回報說他們的眼睛能感到些許明亮，在明亮的光線下，他們的瞳孔確實會縮小，回到室內時，瞳孔會放大。這些盲人和一些失明的動物也會自動調節睡眠和喚醒時間，與季節性的日常變化一致。

　　這種現象在二十世紀初被發現，而近八十年來，大多數科學家認為，這可能是因為盲人還是有視桿和視錐感光細胞。到了1990年代我們才以精確的實驗證明，發現眼睛內其實有一個難以捉摸的光感應器[32,33,34]。在2002年，三個獨立的研究團隊，包括我的團隊在內，發現了視桿和視錐細胞外部存在的一種感光蛋白，事實上也就是一種帶動每天睡眠／覺醒週期的「光感應器」[35,36,37,38]。這種感光蛋白被稱為黑視素（melanopsin）[39]。在負責傳遞光信息到大腦的十萬個視網膜神經細胞當中，只有五千個包含黑視素。視桿和視錐細胞也可以帶動晝夜週期，但是僅限於沒有黑視素的情況下，而且效率並沒有那麼高。這就是為什麼失去視桿和視錐細胞但仍具有完整的視網膜細胞的盲人，仍能感知光線的原因。但是這些細胞非常稀疏，因此不足以生成外部世界的影像。

　　為了理解這種光感應的運作原理，我們利用缺少黑視素蛋白基因或黑視素蛋白細胞的老鼠做了實驗，這些老鼠即使眼睛不完全正常，還是看得見也可以自行找到出路。從老鼠中移除該基因時，牠們還能存活，但是當細胞被移除時，遺傳表達也終止了。去除黑視素蛋白基因之後，光信息仍然可以透過感光細胞進入老鼠大腦。但是，當黑視素消失時，眼睛與大腦之間的生理時鐘系統已無法正常連接了。

　　正常老鼠通常在白天睡覺，晚上醒來活動（牠們是夜行動物）。但是缺乏黑視素細胞的老鼠無法感知光明與黑暗。當這些老鼠持續處於黑暗中時，牠們維持著正常的晝夜時鐘，像一般老鼠一樣睡覺並醒來，每23小時45分鐘重複一次。但是，缺乏黑視素的老鼠很難適應實驗週期內發生的微小時間變化。正常老鼠可以在一週內重新調整睡眠／覺醒時間，配合明暗週期，而缺少黑視素蛋白基因的老鼠，則需要整整一個月或更長時間才能適應。此外，正常的老鼠在夜間看到明亮的光線時會瞬間愣住，鹿也是一樣。但是缺乏黑視素的老鼠在夜間強光下不會有此反應，仍會繼續四處奔跑，夜間光線對牠們的褪黑激素分泌系統也沒有影響。

由於老鼠和人類有大多數相同的基因，包括黑視素，因此，老鼠實驗對人類晝夜節律研究具有重要的意義。結果顯示，黑視素可能會影響人體的晝夜節律、睡眠週期和褪黑激素的分泌。我們的下一個問題要更深入了解，哪種類型的光對於刺激黑視素最有效或最無效，好讓我們能夠適時使用正確類型的光，優化我們的生理時鐘。

可見光包括彩虹的所有顏色，每種顏色都有不同的波長。紅色的波長最長，而紫色的波長最短。當所有的波長同時被看到時，就是白光或陽光。白光內不同的顏色激活三種不同類型的視蛋白（紅色、綠色和藍色），再由視蛋白分別識別這些顏色、或集體呈現（如白光）。黑視素蛋白對藍光最敏感，對紅光最不敏感。當黑視素接收到藍色光而被激活時，它會向大腦發送所有光都存在的信號，而不管此刻究竟是什麼時候，大腦都會認為現在是白天。如果你晚上在明亮的超市裡閒逛，你的黑視素接收到天花板上的燈光，大腦會認為現在白天，你應該保持清醒。

想像一下，你有兩個亮度相同的燈泡，一個是藍光，另一個是橙色光。在深夜，當你打開橙色燈光時，會激發綠色視錐中的視蛋白（綠色視錐蛋白感應到一些橙光，是因為橙色接近彩虹中的綠色），你的大腦會識別出房間內部陳設。如果打開藍燈，你的藍色視錐細胞會被激發，你可以看到房間裡相同的物體。不同的是，黑視素蛋白細胞幾乎不會在橙色光下激發，也會告訴大腦現在是夜晚，而藍光會使大腦錯認為白天。因此，如果你在橙色燈光下度過1小時，你的生理時鐘可能不會受到太大干擾，但是在藍色燈光下度過1小時，會使生理時鐘重設成像早上一樣。

根據季節和日照長短的變化，我們的生理時鐘會隨著日出和日落時間變化而調整。長期以來，我們對於生理時鐘如何調整配合新的日出或日落時間，或者晝夜節律如何受光照影響，尚無明確的認識。但是我們的研究顯示，當白天長度隨著季節交替或在不同時區旅行變化時，相同的藍光感應也會重設大腦時鐘。它們還直接或間接關係到抑鬱、警覺、睡眠、分泌睡眠褪黑激素的大腦控制區域，甚至與調節偏頭痛或頭痛的大腦中樞相關。

黑視素具有另一個罕見的特性，它需要大量的光才能被激活。例如，如果你在光線昏暗的房間裡睜開眼睛幾秒鐘，你的視桿細胞和視錐細胞可以辨識房間內部影像，但是你的黑視素蛋白細胞會覺得好像太暗了看不清楚。

這些發現幫助我們開始了解光照如何影響健康。現代人大部分時間都待在室內看著明亮的螢幕，而在夜間打開明亮的燈光，就是在錯誤的時間激活黑視素，減少睡眠褪黑激素分泌，破壞我們的晝夜節律，導致睡眠品質不良。隔天醒來時，大部分時間又都待在屋裡，室內昏暗的光線無法完全激活黑視素，這代表我們無法使生理時鐘與日夜週期保持一致，因而使我們覺得想睡、無法集中精神。連續幾天或幾週之後，我們常會陷入抑鬱和焦慮狀態。

現在，我們對光的品質、光量、和光照時間長短如何改變或破壞身體健康，有了更深刻的了解，你或許已能想到，只要對燈泡、電腦螢幕或眼鏡做簡單的調整，就能夠恢復或改善我們的健康。

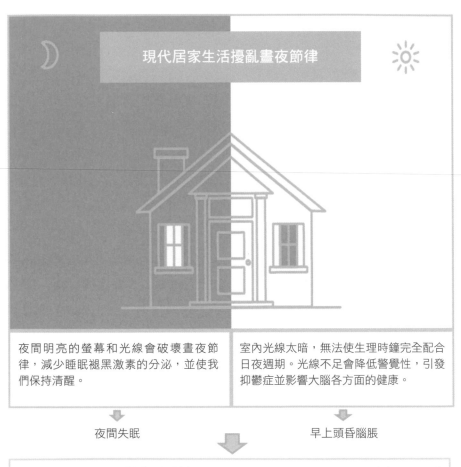

現代居家生活擾亂晝夜節律

夜間明亮的螢幕和光線會破壞晝夜節律，減少睡眠褪黑激素的分泌，並使我們保持清醒。	室內光線太暗，無法使生理時鐘完全配合日夜週期。光線不足會降低警覺性，引發抑鬱症並影響大腦各方面的健康。
夜間失眠	早上頭昏腦脹

焦慮．偏頭痛．興奮刺激．抑鬱症．產後憂鬱症．泛自閉症障礙．注意力缺陷過動症．創傷後壓力症候群，躁狂症．阿茲海默症．譫妄症．精神病

現代居家生活擾亂了晝夜節律，使我們容易罹患各種腦部疾病。

第 2 章 **晝夜節律運作原理：作息時間最重要**

　　關於生理時鐘，我的研究有新發現。地球萬物都在自身環境中經歷著無可避免、規律的日常變化──晝夜交替。無論是生活在沙漠、高山、熱帶森林中，還是生活在十億年前，或者仍存活至今，全都一樣。為了因應這種可預測的日夜變化，幾乎每個生物都發展出一套內部的生理計時系統，或稱晝夜生物時鐘。

　　各種生物一天二十四小時都忙於：

- 獲得能量（食物）
- 有效利用能量，一部分維持日常機能，剩餘儲存以備不時之需
- 保護自己免受有害物質和掠奪者的傷害
- 自我修復或成長
- 繁殖再生

　　這些功能都受到生理時鐘引導，各自在日夜的最佳時段，完美執行重要任務。植物遵循大約二十四小時的晝夜時鐘，能夠預測日出和日落，以

便吸收陽光和二氧化碳製造能量。生理時鐘讓植物知道在日出前1、2小時伸展葉片，並激活基因，充分利用第一道陽光。一天結束時，植物會在太陽下山前1、2小時，關閉其採光機制，以免在沒有光照的情況下做白工。最終，植物葉子會在傍晚下垂，好像準備收工睡覺一樣。

植物也有開花的週期，無論是依照季節、或日夜特定時間。植物開花的週期與蜜蜂和昆蟲以花為食的授粉節奏同步。大型草食性動物白天吃草，如牛或駱駝，而小型囓齒動物在夜間以水果和蔬菜為食，好躲避它們的天敵。換句話說，他們會依照自己的生理時鐘醒來、保持活躍、並在最安全的時候進食。就連食物上長出來的麵包黴（Neurospora）都有自己的生理時鐘，指示它以每天二十四小時的節奏繁殖、生成更多的孢子。麵包黴的孢子繁殖功能會配合一天當中最佳的風吹時機，有效促成孢子擴散。

正如上一章提到的，起初我們以為這種微妙的晝夜週期是受到光線控制。但是，拜遺傳學研究之賜，我們才得以了解生理時鐘運作的奧秘。晝夜節律雖然受到光線影響，但節律時間卻由內部基因控制。

生理時鐘與遺傳學

人體由數百萬個細胞組成，依其所在的身體部位，從頭到腳，各司其職。然而，在這數百萬個不同功能的細胞中，都含有相同的基因組（genome），亦即從父母那裡獲得的所有遺傳資訊，這些資訊以DNA形式表達，帶有遺傳特性的各個片段稱為基因。有些基因對應於可見的特徵，例如眼睛的顏色，而另一些則與生物特徵有關，例如血型、特定疾病風險，以及數千個生化過程，包括身體的晝夜時鐘。

這些生化過程再透過不同類型的蛋白質進行，有些蛋白質是酶

（enzymes），像建築工具一樣運作（如鑽孔機、錘子、鑿子等）。在每個細胞內部，酶執行許多任務，例如製造膽固醇和分解脂肪。另一些蛋白質則發揮結構性作用，它們是細胞的基礎結構，就像房屋的各個部分（如牆壁、門等）。一些微小的蛋白質其實是荷爾蒙（雖然並非所有激素類都是小蛋白質），算是控制器官功能的化學傳令兵。有些蛋白質可以維持很長的時間，有一些則生命短暫。

身體器官的健康狀況和我們是否患有特殊疾病，取決於我們有哪些基因，以及基因的表達形式——特定基因是開啟還是關閉的，或是正常基因、還是突變基因。比方說，你是否曾注意過，有些人可以隨心所欲吃任何東西，而有些人則抱怨某些食物（通常是乳製品）會引起消化系統不適，導致排氣、腹脹或便祕等問題。事實上，那些受苦的人有基因突變，無法分解和吸收牛奶的營養。

透過突變基因與正常基因的相互比較，我們可以了解基因的運作方式還有突變的後果。在晝夜節律領域，科學家們首先透過尋找生理時鐘運行太慢或太快的突變生物，藉此了解人類生理時鐘的運作。1971年，加州理工學院果蠅遺傳學專家西摩・本澤教授（Seymour Benzer）和研究生羅恩・科諾普卡（Ron Konopka）採集了數千隻果蠅，持續在黑暗中對其進行單獨研究。幼蠅通常活躍於黎明和黃昏，白天午睡，晚上睡覺。即使一直處在黑暗中，果蠅也能維持大約二十四小時的節奏。本澤和科諾普卡設計十分巧妙的工具，即使在完全黑暗之中，也能夠監測果蠅寶寶何時入睡和醒來。在篩選了數千隻果蠅之後，他們發現三種類型的突變體——早睡、晚睡、或沒有特定睡眠時間的果蠅[1]。他們還發現，突變果蠅的後代也遺傳到同樣異常的晝夜週期，這就是遺傳特性。同樣的突變也改變了果蠅孵化的時間，這代表果蠅只有一個時鐘基因。本澤和科諾普卡將其命名為「週期基因」（period gene），簡稱「PER基因」。

科學探究的過程就好像解決犯罪問題一樣。透過一些蛛絲馬跡，可以發現犯罪者的特徵，但可能需要幾個月或數年的時間，才能找到嫌疑犯將其定罪。兩個獨立的科學家團隊花了將近十三年的時間，才弄清楚果蠅的週期基因到底是什麼樣子，又花了幾年時間，才明白該基因運作的週期。

現在我們知道，在每個細胞內，週期基因會發送指令產生一種蛋白質，這種蛋白質會慢慢積累，然後每二十四小時分解一次，每個生物體都是如此。綠藻類層有三個控制時鐘的基因，而在動物和人體中有十幾個。運作原理如下：讓我們假想蛋白質是在冰箱中製成的冰塊，週期基因正是冰箱裡的製冰機，可以控制製造冰塊的確切數量。冷凍庫一次製成一個冰塊，放入製冰機下方的儲冰盒中。一旦儲冰盒累積了幾十個冰塊，達到一定重量之後，機器會自行關閉，並停止製造冰塊（同樣道理，一旦產生足夠的PER蛋白，週期基因就會關閉）。

我們每天取出所有冰塊，為家人製作冰沙。然後，再將儲冰盒放回原處，製冰機就會重新啟動，並繼續製作冰塊，直到儲冰盒裝滿為止。由於機器的「週期基因」不會改變，因此每天製作的冰塊數量總是一樣，而機器製造冰塊和我們清空儲冰盒所需的時間，也都是一樣的。這段時間被視為一個週期，如果該週期需要二十四小時才能完成，即可以視之為晝夜時鐘。

現在，如果每台製冰機都能一直正常運轉，那麼我們每天都會有相同的週期。問題是，你對製冰機的保養會影響其功能。如果你一天只取出幾個冰塊，整個製冰過程只需要較少時間就能完成。同樣的，製冰機正在夜間製造新冰塊填充儲冰盒時，如果你在深夜為了調一杯雞尾酒，再次清空儲冰盒，那麼，製冰機在天亮之前就不會有足夠的時間進行填充。當你夜間在燈光下保持清醒、或白天睡到很晚時，就是在擾亂晝夜節律。

　　如果你一開始遇到機器故障，就會出現第二個問題——突變。如果製冰機的「週期基因」發生突變，可能會使製冰速度太快或太慢。指示機器開關的傳感器可能發生故障，因此即使儲冰盒才半滿而已，機器也會停止製冰，或是儲冰盒都已經滿了還繼續填充冰塊。故障的機器會影響每天冰塊的製作，以及消耗時間。

不同器官有不同的生理時鐘

　　科學家過去幾乎認定，只有一個時鐘控制著整個身體，而這個時鐘存在於大腦之中，直到一名博士生的實驗打破了這個假設。傑夫‧普勞茲（Jeff Plautz）在研究所比我早了幾屆，他將果蠅的週期基因注入夜間會發光的螢光蛋白標記。這些果蠅有充足的食物和水，即使在完全黑暗的房間裡，也會依循二十四小時的週期發出綠光再轉為暗淡。有一天，普勞茲在整理實驗室時，切碎幾隻活的果蠅，利用其身體各部分——蠅頭、翅膀、觸角、嘴、腿、腹部等進行另一項實驗。他聽說即使將果蠅切碎，各個器官也會存活幾天。他去拉斯維加斯度假，一週後返回。當他走進實驗室暗房時，發現與蠅頭完全分開的觸角、腿、翅膀和腹部仍然以完全正常的週期發光，一如完整的果蠅一般。器官沒有附著在身體上，仍以二十四小時的節奏發光或暗淡，這個實驗證明，動物的每個器官都有各自的生物鐘，不需要大腦的指令即可發揮作用。普勞茲的發現被《科學》雜誌評為1997年十大突破之一。

　　想像一下，人體就像一間房子，每個器官代表不同的房間，有不同的時鐘。臥室的時鐘指示何時該睡、何時該醒，家庭辦公室的時鐘指示何時該工作，廚房的時鐘指示何時該進食，浴室的時鐘指示⋯⋯不用多說你也知道。如今我們知道，腸道時鐘會指示何時該釋放飢餓或飽足感的腸激素、分泌消化液來消化食物、吸收營養、刺激腸道微生物組發揮作用，以及將廢棄物排出結腸。胰腺時鐘指示何時該分泌更多的胰島素、何時減少。同樣的，肌肉、肝臟和脂肪組織中的時鐘也各司其職，肩負調節的任務。

在晝夜時鐘基因的研究之外，我更進一步探索，相較於控制新陳代謝的肝臟時鐘，大腦時鐘又是如何調節睡眠機制？當其他研究人員專注於各種時鐘基因在日夜不同時段、在大腦或肝臟的啟動和關閉模式時，我希望我的團隊擴大研究，測試人體基因組兩萬多個基因當中，哪些基因會在不同器官、在不同時間啟動和關閉。我們從2002年開始採用非常先進的基因組技術進行研究[2]。透過這項仍在不斷發展、日益完善的研究，我們發現，在每個器官中，有數千個基因會在不同的時間、步調一致地開啟和關閉。

人體基因組的每個基因都有一個晝夜節律週期，但是它們並不在同一個週期循環，而有些循環也只發生在一個器官中，這代表每個組織中都有一個隱藏的基因組時間碼。例如，即使人體內每個細胞都包含完整的基因組，但我們在2002年的同一項研究中發現，有多達20%的基因，會在一天的不同時間開啟或關閉。也就是說，人體所有的生物功能不可能發生在同一時間。有趣的是，在這20％的基因當中，特定時間在大腦中關閉的基因，與肝臟、心臟或肌肉中關閉的基因，並不相同。對基因運作時序的理解，會使我們更明白晝夜節律如何優化細胞功能。

讓我們檢視看看，哪些細胞活動具有晝夜週期性：
- **營養或能量感應**（細胞的飢餓和飽足途徑）是晝夜循環的。就像我們身體在能量不足時會感到飢餓，進食後感到飽足，或在晚上不覺得太餓一樣，每個器官中的每個細胞，都有一個機制，會使細胞飢餓、白天開門讓營養流入；當細胞吸收足夠能量時，會關上門，以免過度飽和。

- **能量代謝**是晝夜循環的，會影響細胞功能和所有關鍵營養素的代謝。碳水化合物、脂肪或蛋白質的利用和儲存，並非連續的過程。當糖被吸收到血液中，並轉化成脂肪或糖原，儲備日後使用時，身體的脂肪分解功能就會關閉。只有在糖耗盡後，脂肪分解才會恢復。

- **細胞維護機制**是晝夜循環的。每一次化學反應，特別是當細胞製造能量時，都會產生代謝的副產品，稱為活性氧類（reactive oxygen species），類似於廚房油脂、或是熱鍋中冒出的油煙。為了應付這些廚房油汙，我們會打開抽油煙機、穿上圍裙。同樣的，細胞具有定時清理自身的機制，這也包括排毒過程。

- **細胞的修復和分裂**是晝夜循環的。人類身體每天都需要修復，好重新恢復活力，就像年久失修的水管恐會滲漏一樣，人體有數百公里的血管需要檢查漏損，並進行修復。同樣的，我們的腸壁和皮膚也需要日常修復，以防止細菌、化學物質和毒素進入體內。在每個器官內，也有許多細胞死亡，需要重新更換。我們的血液細胞也需要更換。這種產生新的替換細胞的修復過程，並非隨機發生，而是在一天的特定時間，也就是夜間睡眠期間進行的。

- **細胞之間的訊息傳遞**是晝夜循環的。我們的器官需要相互溝通，而訊息傳遞有其獨特的節律週期。例如，當我們吃飽的時候，體內脂肪組織就會分泌瘦素（leptin），向大腦發送信號，阻止我們繼續進食。同樣的，當我們進食時，腸道中的激素會指示胰腺產生胰島素，將食物中的葡萄糖吸收到肝臟和肌肉中。這些溝通在一天的特定時段效力較強，在其他時間則會減弱。

- **細胞分泌是晝夜循環的。**每個細胞都為各個器官或全身生成有價值的東西。因此，每個器官都會產生一些分泌物進入血液或輸送到鄰近器官。這些分子的製造和分泌是晝夜循環的。例如，肝臟會供應幾種全身凝血所需的分子，由於凝血因子是晝夜循環的，因此，如果仔細測量出血或凝血時間，我們會看到明確的晝夜節律，這有助於有效安排手術時間，加快癒合速度。同樣的，我們的鼻腔黏膜、腸壁和肺內膜也會產生潤滑作用，這種分泌也是有晝夜節律的。

- 幾乎所有**藥物目標**都是晝夜循環的。這是晝夜節律科學最重要的影響之一，特別是對於正在接受慢性疾病或癌症治療的患者。請記住，器官中數千個基因會在特定時間啟動或關閉。試想，假如能夠特別針對肝臟中生成膽固醇的蛋白質基因製藥，這種蛋白質每日有固定週期，會在早上製造比較多的膽固醇，而在夜晚減少。如果我們想減少肝臟中膽固醇產生，那麼，研發一種藥物，能夠在製造膽固醇的蛋白質最活躍時扼阻它，不是會更好嗎？

視交叉上核（SCN）：晝夜節律的主調節器

科學家知道細胞之間可以相互溝通，但我們很好奇器官內部生物時鐘是否也會相互溝通。科學家發現了一個小的細胞簇，做為主時鐘（就像原子鐘是全球各地時區的主時鐘一樣），這些細胞統稱為「視交叉上核」（suprachiasmatic nucleus，SCN），位於下視丘（hypothalamus）大腦中樞地位，那裡是飢餓、飽足感、睡眠、體液平衡、壓力反應等的指揮中心。構成SCN的兩萬個細胞間接相連於各腺體，如分泌生長激素的腦垂體（pituitary gland）、分泌壓力賀爾蒙的腎上腺（adrenal gland），分泌甲狀腺激素的甲狀腺（thyroid gland）、和分泌性激素的生殖腺（gonads），以及分泌睡眠褪黑激素的松果體[3]。

　　SCN的功能對於日常節律十分重要，因此，一如科學家對囓齒類動物所做的實驗，如果透過外科手術將它移除之後，動物便失去了所有節律功能。事實上，在神經退行性疾病的末期（例如阿茲海默症），如果SCN也退化，患者就會失去時間感，他們會在白天或晚上隨意睡覺、或保持清醒，隨意自覺飢餓、或想上廁所。

　　SCN是光和時間之間的聯繫，它會從外界接收光的相關信息，再傳遞到身體其他部位。視網膜的黑視素細胞與SCN直接相連，正因如此，我們的主時鐘才會對藍光最敏感。當SCN被光線重設時間時，也將重設下視丘其他的時鐘，如腦垂體、腎上腺、松果體等。身體內的其他時鐘（例如肝臟時鐘和腸道時鐘），會透過SCN信號和我們進食的時間產生各自的畫夜週期。SCN主時鐘連接到大腦的飢餓中心，指示大腦何時該產生飢餓感或飽足感。因此，透過這種方式，SCN會引導並指示我們何時進食，也間接指示肝臟時鐘、腸胃時鐘、心臟時鐘運行。

　　喝水也能配合畫夜節律，可以幫助肝臟和肌肉完成許多工作。當你透過進食來製造蛋白質時（肝臟負責供應大部分的血液蛋白質），肝細胞會膨脹。而細胞只有在吸水時才能膨脹，這樣的水合作用（hydration）也可以幫助器官進行必要的化學反應，以提供能量、並維持重要功能正常運作。

　　身體的系統夠靈活，如果食物出現在錯誤的時間，系統也能在幾天內重新調整。腸道會自我重設，以便在食物出現之前產生消化液；肝臟時鐘也會重設，好處理腸道中吸收的營養物質。大約一個星期之後，大腦時鐘慢慢受到影響，重新適應新的進餐時間。如此一來，就能明白光線以及進餐時間如何影響人體許多的生理時鐘。

晝夜節律的三大核心

不同器官的時鐘像管弦樂隊一樣運作，創造出晝夜節律的三大核心，也就是構成健康的基本要素——睡眠、營養、運動。重要的是，這些週期完全相互關連，也是我們可以掌控的。當一切都正常運作時，我們的身體就會很健康。當其中一個節律週期失調時，其他的週期都會受到干擾，導致健康狀況惡化。

人體的生理機制就像繁忙的十字路口，由交通信號燈控制。身體的一舉一動，從大腦運作到消化食物，都像運行的交通流量一樣，每個功能都來自一個方向，但最終都會趨於一致。如果我們沒有正確的交通模式，就會造成生理節奏紊亂。因為身體無法同時執行所有功能，這會使我們要不就是被卡在無休止的紅燈處，要不就像在交通事故中汽車相撞一樣，生理節奏會相互干擾。當我們不注意交通信號燈、或是違背最佳週期運作時，會造成信號混淆，最終損害自身的健康。

核心一 ——睡眠，早鳥和夜貓子的迷思

許多人若不是很早或很晚上床睡覺，就是太早或太晚起床，他們把這些睡眠習慣歸因於遺傳學，然後宣稱自己是熬夜的夜貓子或早起的鳥兒。

事實上，無論你是夜貓子還是早鳥，都會隨著年齡的增長而改變。嬰兒和幼兒晚上很早就入睡了，因此通常會很早起床。如果你讓孩子在晚上九點或十點過後還醒著，其實是在干擾或破壞他們自然的睡眠趨勢。延遲兒童的自然睡眠模式，會影響他們的大腦發育，這已經成為嚴重的健康問題。事實上，成年人的注意力缺陷過動症（ADHD）和泛自閉症障礙（ASD）也與熬夜晚睡、睡眠不足、或整天待在室內有關[4]。當然，小孩子有時候會晚睡，是因為父母想花時間陪孩子，這一點情有可原，在印度和中國，這是一個大問題，因為許多父母需要長途通勤上下班。

青少年更有可能晚睡晚起。許多高中生會在午夜過後都還保持清醒，但是，如果他們要在早上七點之前醒來去上學，就無法獲得充足的睡眠。

隨著年齡的增長，到三十或四十歲，我們自然又變成早起的人，這代表我們晚上很容易就能入睡，而且很可能在黎明時分醒來。然而，在青春期時，女孩有比男孩早起的趨勢，這種差異隨著性激素減少分泌，會在中年時消失，這也顯示性激素的下降會影響睡眠模式[5]。

我們在嬰兒時期，至少維持9小時規律的睡眠模式，其餘人生階段則維持在7小時。然而，隨著年齡增長，整個生理時鐘系統會減弱，效率也會越來越低。年紀越大，維持睡眠品質或清醒的內在動力逐漸減弱，一旦受到光線或聲音干擾時，會很容易醒來，難以再入睡。此時，養成良好習慣對生理時鐘而言就更為重要了。

雖然許多人認為睡眠週期異常是遺傳性的，但發生基因突變的機會實在是微乎其微。極少數的人才會有遺傳缺陷造成生理時鐘改變，以致於採用新的習慣都很難矯正。但是針對這些人的研究，也使我們更深刻了解人類的晝夜節律。

一位名叫貝蒂的女人知道自己有睡眠障礙，情況嚴重到不得不尋求協助解決。貝蒂每天都會睡足7小時，但是她睡覺的時間卻異於常人。她每天晚上都會在七點入睡，在凌晨兩點就醒來，這種時段限制了她正常的社交生活，使她深感困擾。貝蒂看了許多睡眠醫生，每個醫生檢查之後都說她沒有問題，因為她有7小時的充足睡眠。但是，不管她再怎麼努力，都無法調整自己的睡眠模式。

她最後看的一位醫生是猶他大學的克里斯多佛・瓊斯（Christopher Jones），他最初也認為貝蒂的睡眠時程並沒有問題，直到貝蒂告知她的家人有完全相同的睡眠模式。瓊斯立即想到，這可能是家族內部的一種基因突變，便將貝蒂的案例與分子遺傳學家路易斯・帕塔切克（Louis Ptacek）及他的妻子、分子生物學家傅嫈惠（Fu Ying-Hui）分享，他們認為貝蒂的問題值得深入研究。在接下來的幾年中，帕塔切克和傅嫈惠在貝蒂的週期基因中發現了一個變化，這與西摩・本澤和羅恩・科諾普卡的突變果蠅實驗中被改變的基因相同。人們才發現，單一基因突變對於睡眠／覺醒週期或晝夜節律的改變有決定性的關係[6]。

這種高度罕見的單一突變，使貝蒂的晝夜節律時鐘運行速度比正常人快，並且始終保持這種狀態。早上，當我們的大腦時鐘與日光同步時，時鐘開始計算我們清醒的時間。一般人在清醒12個小時之後，大腦時鐘會催促我們準備入睡。大多數人在保持清醒16小時之後，都會很想上床睡覺。但是貝蒂的大腦時鐘運行得比較快，會將清醒12小時算作14小時。而醒來14個小時後，會以為自己已經清醒了16小時，因此覺得無法抗拒睡眠。

幾年後，傅嫈惠在另一個家族發現另一種叫做「Dec2」的基因突變，這種基因會減少睡眠需求。有這種突變基因的人可以只睡5小時，醒來後還覺得精力充沛，可以接著工作[7]。

即使基因有問題，健康的作息往往能夠抵消其有害影響。雖然貝蒂晚上無法保持清醒與朋友社交，但像她這樣的人，卻可以利用這種基因突變的優勢，早點去上班、早點下班回家、或延長工作時間。但是，大多數人，尤其是喜歡熬夜晚睡的人，可能沒有基因缺陷，而是因為其他違反晝夜節律的習慣所造成的。

　　我曾經遇到一位成功的商人，抱怨自己每天晚上難以入睡，也很難連續睡足幾小時。他相信自己一定是睡眠基因有問題。但是，和他聊了一些關於日常生活和飲食習慣之後，我很肯定說，他的睡眠問題是每天傍晚到上床之前喝了三杯濃咖啡所造成的。自從他戒掉午餐過後喝咖啡的習慣之後，從此便能在晚上十點左右就寢，維持7小時的充足睡眠。

　　我們知道，自認為是早鳥還是夜貓子的人，與個人不良生活習慣有關，這點透過科羅拉多大學博爾德分校肯恩‧賴特（Ken Wright Jr.）的一項實驗證明。他帶領一些自認為是夜貓族、每天晚睡晚起的人去露營旅行。出發前，他們都監測了自己的睡眠模式，並採集唾液樣本，好確認他們大量分泌睡眠褪黑激素的時間。賴特發現許多夜貓子的褪黑激素分泌都延遲了。他們的睡眠激素要等到晚上十點才會上升，在午夜過後才達到高峰。

　　但是，在野外露營兩天之後，他們再次測試褪黑激素何時升高，令人驚訝的是，所有深信自己天生就是夜貓子的人，他們的褪黑激素分泌是完全正常的，與一開始出發前的測試相比，現在的分泌發生於傍晚時分，更重要的是，他們全部都能在晚上十點之前入睡。他們的褪黑激素不再是晚上九、十點之後才上升，而是早在傍晚七、八點就上升，使他們無法保持清醒狀態[8]。發生這種變化的原因，不是因為睡眠環境不舒服，而是因為晚上缺乏明亮的光線，以及消除了其他不良習慣，例如晚上工作和深夜攝取咖啡因。由於野地夜晚沒有明亮的光線，這些人才能夠恢復更正常的晝夜週期。

這一些實驗研究使我堅信，自己的健康可以自己作主，矯正不良作息是改善晝夜節律的關鍵。我親身經歷過這種改變，在肯亞的馬塞馬拉國家保護區（Masai Mara National Reserve）露營時，沒有電子照明設備，周圍有野生動物，我和同事晚上沒有理由熬夜，這是我這幾年來睡得最香甜的時候，連續好幾天都在日出前30分鐘就醒來，而且精神飽滿。我一回到聖地牙哥之後，又回到原有的睡眠模式——半夜才睡覺、日出後1小時才醒來。我和同事分享這個經歷時，他們指出我在聖地牙哥和馬塞馬拉露營區的生活方式，有很多不同之處；在肯亞，白天接觸大量日照，晚上沒有光線，噪音較少，夜間溫度相對較低，晚上比較早吃晚餐，這些因素都有助於改善睡眠。

核心二──進食時間對生理時鐘的影響

如果晝夜節律系統的主要目標是優化能量的吸收和維持生存，那麼，若在不當時間進食，系統會發生什麼事呢？如果只在白天對齧齒動物（應該睡覺和禁食之時）提供食物，會怎麼樣？SCN主時鐘會忽視食物嗎？這應該會對牠們的健康不利，因為如果選擇拒絕進食，就會餓死。事實上，當老鼠知道只有白天才有食物時，牠們會在食物抵達前1小時，就醒來尋找食物。換句話說，它們有一種預測食物的機制。但是，在吃完東西之後，他們會再回去睡覺（就像平常白天一樣），晚上再出來四處遊蕩。換句話說，每天控制它們睡眠／覺醒週期的SCN主時鐘，仍然可以正常運作，除了白天醒來吃東西的一小段時間之外。

當老鼠在白天不該進食時吃東西，會如何處理食物呢？調節新陳代謝的肝臟會對食物進行消化和處理嗎？這是一個難題。我們都相信雖然肝臟可能有個時鐘，但它的功能至少部分受大腦控制，由大腦向肝臟發送信號。然而，我們同時也對此存疑，因為肝臟時鐘這麼依賴大腦，需要下很大的功夫。此外，如果動物每天在錯誤的時間進食（對老鼠而言是指白天），而肝臟時鐘都是在夜間代謝食物，那麼，肝臟將無法代謝老鼠白天攝取的食物。

因此，2009年我們做了一個簡單的實驗，選取一些習慣在夜間活動的老鼠，只在白天餵養牠們，然後觀察牠們的肝功能。我們發現，所有在二十四小時內啟動和關閉的肝臟基因，幾乎完全配合進食時間，而忽略光照時間[9]，這就表示重置肝臟時鐘的是食物，而不是大腦。

這項研究發現完全改變了我們對於晝夜節律與光照和食物的看法。如今，我們不再認為，人體各器官從外界接收的所有定時信息都是透過藍光感應，而是知道人體能夠同步配合其他線索。就像早晨的曙光重設大腦時鐘一樣，一天的第一口食物也會重設各器官的時鐘。事實上，進餐時間是一個強大的暗號，足以超越來自SCN主時鐘的信號。

想想你吃的早餐吧。你可曾注意到，不管前一天晚餐吃了什麼，每天早上都會在同一時間感到飢餓。這是因為我們的大腦或飢餓中心的時鐘告訴我們是時候該感到飢餓了。同時，大腦和腸道會互相溝通，腸道時鐘告訴大腦要趕快準備好吃早餐了。胰腺也準備分泌胰島素，肌肉準備吸收糖分，肝臟準備儲存糖原並製造脂肪，然後送去儲存。

如果你通常在早上八點吃早餐，就等於和胃、肝臟、肌肉、胰腺等器官預約好了，它們會在八點準備好加工處理你的早餐。吃早餐也是你的生理時鐘與外界的聯繫之一，讓體內生理時鐘與外界時間同步的提示。只要你在八點一吃早餐（就算只吃了幾分鐘），身體內部時鐘將與外界產生同步。

　　但是萬一有一天，你必須早起趕搭從洛杉磯到芝加哥的航班，這個週期就被打亂了，沒辦法在早上八點，「必須」在六點吃早餐——畢竟，我們從小就被教導早餐是「一天最重要的一餐」。坐在麥片粥前，你可能會發現自己並沒有食欲，那是因為大腦還沒有將信號傳遞到胃部，準備分泌消化液來處理食物。你的肝臟和其他器官也都還沒準備好。

　　但無論如何，你還是勉強吃了早餐。第一口下肚之後，你的胃將啟動緊急模式來處理食物。身體必須停下一切原本在上午六點該做的工作，將注意力轉移到剛攝取的食物，或是可能忽略食物，造成好幾個小時消化不良。通常，身體會選擇第一個選項，停止早餐前固定的行程，包括自我清理、和利用儲存能量運作。因此，當早餐提早出現時，身體必須放下清理工作、關閉燃燒脂肪的開關，改用你剛吃的新鮮食物做為能量。

　　此外，胃、肝臟、肌肉、胰腺各器官的時鐘，也會注意到突如其來的早餐，並且感到困惑，可能會認為自己搞錯了，現在是早上八點，為了彌補「失去的時間」，各器官的生理時鐘會嘗試加快運作。但是人體晝夜時鐘有許多正在運作的部分，要想立刻讓各個器官的時鐘同步加快速度，重新彼此配合，並非容易之事。通常，器官一天可以自我調整提早或延後約一個小時。

　　當你第二天吃早餐時，是芝加哥的早上八點，但是身體仍然認為現在是洛杉磯的早上六點，胃還是沒有準備好，因此再度進入緊急模式，試著處理你的食物。身體又再一次嘗試加快時鐘速度。

　　到了第四天，身體已經根據你的行程進行調整，建立起一個全新的晝夜節律週期。但是你該回家了！當你回到洛杉磯，在早上八點坐下來吃早餐時，身體系統認為現在是十點。這次，器官早已準備好在六點處理你的早餐，卻沒有等到任何食物。因此，它們開始執行下一個預定任務。吃完早餐後，你的胃、肝臟、肌肉、胰腺等必須立即放棄正在做的事情，將注意力轉移到處理早餐。這次，它們會執行多重任務。同樣的，時鐘會嘗試重設新的早餐時間，在接下來幾天減慢運行速度。

　　這個例子說明了，不規律的早餐時間如何擾亂器官運作、並損害其功能。每個器官遵循生理時鐘，從早餐開始連續幾個小時，都按部就班在消化食物。如果你的早餐是在上午八點，身體系統可以完美運作8到10小時。每次我們進食時、消化、吸收和新陳代謝的整個過程，都需要幾個小時才能完成。即便只是一小口食物，也要花上1、2小時來處理。相隔約莫10小時之後，腸胃和新陳代謝器官還是會繼續處理食物，但是效率會緩慢下降，因為它們的功能並非全天候營業，胃液和腸激素的必泌速度不同，消化速度會因而減慢，引起消化不良或胃酸逆流。

　　更重要的是，太晚吃早餐會干擾器官完成其他必要任務，太晚吃晚餐也一樣。這次，干擾的後果更加嚴重，同樣的食物，傍晚六點吃可能要花幾個小時才能消化，而八點吃則需要更長的時間，因為已經超出了10小時的最佳時段。額外的消化工作會干擾身體器官的下一個任務，造成延遲、甚至從清單完全刪除。

　　現在你可能在想，潘達博士，誰在乎啊？反正我都在睡覺嘛！但問題是，我們的細胞無法同時製造和分解身體脂肪。每次進食時，脂肪製造功能就會啟動，肝臟和肌肉中的細胞會產生一些脂肪，然後儲存起來。只有在器官覺得不會再有食物進來之後，脂肪燃燒功能才會慢慢啟動，而且是在飯後的幾個小時。也就是說得花更多時間才能消耗大量被儲存的脂肪。

　　假設你在晚上八點吃晚餐，半小時後吃完。時間慢慢過去，身體的脂肪製造過程也逐漸接近尾聲，大約十點半，你突然想吃零食，一個水果、一碗麥片粥、一條燕麥棒、一把堅果都無所謂。一旦食物進入你的胃，已經收工的胃時鐘又得再度開工，來處理你的零食。同樣的食物，早上本來只需要1小時左右的時間消化，但是現在胃並沒有準備好，所以得花好幾個小時才能完成任務。你身體的脂肪製造過程將持續到午夜，而脂肪燃燒過程要到早上才會開始，到了你要吃早餐時，脂肪製造功能又再度啟動了。

我坐在實驗室裡，可以想像你再次搔頭苦思：潘達博士，這有什麼大不了的？只不過是宵夜後增加了幾盎司的脂肪嘛！新陳代謝規律第二天不會自動恢復嗎？事實上，這比你想像的還要嚴重。對於嚴格遵守飲食習慣的人來說，身體要調節荷爾蒙、基因和生理時鐘都很困難了。而在白天和晚上隨意進食的人，脂肪製造過程會一直持續運作。同時，消化後的碳水化合物產生的葡萄糖充斥我們的血液，會讓肝臟吸收葡萄糖的能力減弱。如果這種情況持續幾天，血糖將繼續上升，到達糖尿病前期或糖尿病的危險區。

因此，如果你很納悶為什麼節食對你沒有幫助，進食時間可能才是關鍵因素。不管你再怎麼努力運動、計算卡路里、避免攝取油脂、碳水化合物和甜食、並增加蛋白質，問題很可能就出在你不重視身體的晝夜節律。如果你在半夜吃東西，或是每天早餐進食時間完全沒有規律，你就是在不斷擾亂身體的晝夜週期。別擔心，解決之道也很簡單，只需設定進食習慣，並堅持下去即可。進食和作息的時間真的很重要。

核心三——定時運動的影響

當我們沒有在吃飯或睡覺時，應該是正在從事一些體能活動。事實上，人體新陳代謝和生理機能不斷運行，因此能夠在從早到晚的清醒時刻，執行身體活動。當我們在活動時，會使用大部分的肌肉，這些肌肉加起來幾乎占體重的50％。許多肌肉組織都是能夠自主控制的，而且是在我們不自覺的情況下運作，包括心臟的心肌和消化道的平滑肌。然而，就連這些肌肉組織也是有晝夜節律的，它們在白天比在夜間更有效率。

我們的腸道肌肉會自動伸展和曲折，產生所謂的腸道蠕動（gut motility），也就是將消化後的食物從胃轉移到腸道的過程。腸道蠕動在白天活動力較強，在晚上卻非常緩慢。由於腸道蠕動在夜間並不活躍，所以當我們很晚才吃東西時，食物向下移動速度緩慢，會造成消化不良。

人體的肺和心臟都是有晝夜節律變化的肌肉——我們在白天的心率相對較高、呼吸較快，而晚上的速度都比較慢。白天較高的心率和呼吸，有助於將氧氣和營養物質分佈到全身，包括到肌肉，使我們能夠進行體能活動。到了晚上，肌肉不需要那麼多的營養和氧氣，這可能是夜間心率和呼吸減慢的原因之一，有助於身體降溫，使我們可以睡得更好。

當我們從事體力活動時，大部分的肌肉都會被啟動。身體活動對健康有巨大的好處，而有些活動可能會對晝夜節律產生影響。最早研究身體活動對晝夜節律影響的實驗，是在可自由使用健身輪的老鼠身上進行的。這些老鼠在可隨時跳上健身輪的情況下，每晚都會自願跑上去運動。研究人員發現，有運動的老鼠有強健的晝夜時鐘，牠們該睡的時候睡得更好，該保持清醒時也不會嗜睡[10]。運動對睡眠的影響似乎與食物無關，並沒有影響牠們的食欲。

這項早期觀察已促成多項人體研究，對象包括青少年和老年人。所有實驗都得出相同的結論——身體活動可改善睡眠。在青少年中，劇烈的體力活動不僅可以改善入睡的速度或睡眠品質，還有助於白天心情愉悅、提升注意力、減輕焦慮和抑鬱症狀[11]。在年齡較大（五十至七十五歲）的成年人中，適度的活動、甚至有規律的伸展運動可以改善入睡、睡眠品質和睡眠持續時間，並減少對助眠藥物的依賴。有適度運動的老年人在白天日常活動中也較少出現困倦感[12,13,14]。睡眠時間改善時，我們的晝夜節律也會有所改善。

何謂體力活動？

任何會造成能量消耗的活動形式，都算是日常生活的體力活動。體適能是執行體力活動的能力。參加體育運動是一種具有競爭性、需要動腦和運用技巧的體力活動。一般運動是有計畫和組織的另一種形式的體力活動，由其頻率、持續時間和強度來定義。園藝、搬運重物、悠閒散步、做家事也算是體力活動。本書第七章有一張表格，列出各種體力活動、以及相互的活動量評比。

追蹤與測試：
你的生理時鐘和諧嗎？

第3章

　　1900年出生的嬰兒預期壽命只有四十七歲[1]，只有1%的人壽命超過九十歲，三分之一的人在五歲之前死亡，病菌和其他細菌引起的傳染病是主要的原因。科學家透過改善衛生條件、疫苗和抗生素來對抗這些疾病，因而挽救許多性命。如今，西方世界一般的新生兒可望活到八十歲，但幾乎所有人都會患有一種或多種慢性疾病，包括糖尿病、肥胖症、心臟病、抑鬱症或焦慮症。這些疾病不太可能是因為感染造成，反而是直接關係到自己選擇的不良生活方式。服用藥物只能控制症狀，這些疾病大多都沒有可靠的藥物和治療方法。只有結合更好、更健康的生活方式時，才會達到最好的藥物效果，而你選擇的生活方式也與身體晝夜時鐘息息相關。

　　專家通常會用正確的食物種類和適當的運動形態，來定義健康的生活方式。我希望你對健康生活的關注，不要著重於「養生內容」（what），而應該注重「適當的時間」（when）。健康的生活方式包括你的飲食內容，以及何時進食、何時上床睡覺和睡眠時數、何時活動及活動頻率。透過關注進食作息時間，身體晝夜節律機制才能充分發揮力量，也可以彌補偶爾的不良嗜好。更棒的是，讓生活作息與內在生理節奏保持一致，選擇過好

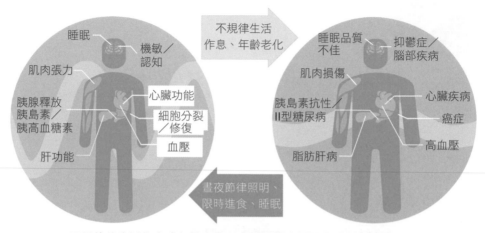

睡眠

機敏／
認知

肌肉張力

胰腺釋放
胰島素／
胰高血糖素

肝功能

心臟功能

細胞分裂
／修復

血壓

不規律生活
作息、年齡老化

晝夜節律照明、
限時進食、睡眠

睡眠品質
不佳

肌肉損傷

胰島素抗性／
II型糖尿病

脂肪肝病

抑鬱症／
腦部疾病

心臟疾病

癌症

高血壓

不規律的生活作息或年齡老化，會導致晝夜節律紊亂和各種疾病。
配合晝夜節律的照明、限時進食和恢復性睡眠，
可以維持身體的生理節奏，並預防或逆轉這些疾病。

生活，你將獲得更大的益處。

你的晝夜節律多穩健？

　　正常來說，我們天生具有強大的生理時鐘，可以指示身體各方面有
效運作，它設定了每天睡覺、起床、進食和活動的時間。當生活作息與生
理時鐘的節奏保持協調一致時，我們會維持在最佳的健康狀態。然而，生
活有時會碰上一些阻礙。正如你所了解的，基因不太可能向時鐘發送錯誤
信息而擾亂身體節奏，比較可能是我們不良的生活習慣搞砸自己的生理時
鐘。最不幸的是，這一下子就可以打亂我們的生理節奏。當我們持續輪班
工作，或熬到深夜，或破壞日常進食規律，就會使我們的晝夜節律混亂，
最終導致身心健康出問題。

　　身體目前的健康狀況也會影響生理時鐘的運行，這種影響可能是直接的，也可能是間接的。例如，抑鬱症通常會影響患者的睡眠／覺醒週期，導致嚴重失眠或嗜睡，也會使患者想躲在陰鬱、黑暗的房間裡，這兩種症狀使光照和時間相繼失調，因而擾亂生理時鐘，會使患者更加深陷沮喪和抑鬱之中。當大量基因在一天應該各自運作的時段，卡住或停止運行時，就會導致血糖失調、暴飲暴食，進而引發慢性疾病，諸如二型糖尿病或肝病等。以更好的飲食節律打破這個狀態，就可以使這些基因恢復到日常週期，並扭轉這些疾病。最後，身體與某些癌症腫瘤對抗時，會產生許多化學信號，其中一些信號會透過血液傳播到遠處的器官，破壞器官正常的節律功能。同樣的，一旦我們的生活方式配合自然的晝夜週期，維持適當的睡眠／覺醒，或進食／禁食節律，就可以對抗干擾信號，幫助我們加速康復[2]。

人體不是那麼有彈性的

　　你可能會認為，一整夜的睡眠不足、一整晚熬夜工作、或半夜吃一頓大餐，死不了人的。好吧，從某種程度來說，你說得沒錯，一次經歷不可能造成太大的傷害。然而，不良生活作息會直接影響身體的生理時鐘，雖然不致於嚴重到造成死亡，但確實會使我們容易受到致命疾病的威脅。例如，在一項模擬時差或輪班工作的研究中，透過簡單控制幾小時的光照時間，讓老鼠遵循類似輪班工作的時間表，短短幾週內，老鼠的身體就變得十分虛弱，免疫系統也變得很差，更容易受到感染，如果不加以治療，有一半的老鼠就會死亡[3]。人體研究中也發現類似的結果，在一項大型研究中，參與者來自四十個不同組織，超過八千多名工人，研究人員發現，與非輪班工人相比，輪班工人更容易受到疾病感染，從普通感冒到胃部感染都有[4]。這些觀察結果向我們證明，當我們晝夜節律失調時，身體缺乏平時應有的抵抗力，一旦接觸到細菌或病毒時，更容易染上嚴重的疾病。

甚至可能需要花更久的時間，身體才能適應晝夜節律失調造成的微小傷害。例如，一夜輪班可能會使你的認知能力下降一整週。跨國旅行可能看起來無害，但是當你必須調整適應新時區時，身體可能會有幾天的時差。對大多數人來說，時區變化每差1小時，生理時鐘都需要將近一天才能適應，有些人甚至需要兩天才能完全適應。同樣的，當你晚上多熬了3小時，在週末延後3小時才吃早餐，對你身體造成的影響，一如從洛杉磯飛往紐約。因此，聚會或整晚熬夜就像跨時區飛行一樣，學者稱這種習慣為「社交時差」。

注意你的身體需要花幾天才能適應夏令時間1小時的轉換，你就會知道自己對時差的調整能力。現在你明白，當我們每個月有幾個晚上參加社交活動、超過正常的就寢時間時，會發生什麼事。

不僅是改變睡眠時間可能會擾亂你的生理時鐘，改變三大核心中的任何一個（睡眠、進餐時間、運動）都可能影響身體任何器官。正如晝夜節律在不同器官系統中調節一系列功能一樣，擾亂這種原始節奏也會損害各器官的最佳功能。我們知道抽菸會增加罹患肺癌的風險，不同的是，晝夜節律紊亂不一定會導致特定的疾病，但卻會以多種不同方式危害健康。如果你很容易患有特定類型的疾病，你可能會先注意到一些症狀。這就好像越野賽車一天駕駛五種不同的車型一樣；折返的每一輛車，都會出現一些獨特的狀況。有些車子輪胎完好無損，但懸吊系統卻故障，有些車子變速箱或車輪定位出問題。因此，假如你總是有青春痘的苦惱，那麼晝夜節律紊亂可能會造成皮膚問題更嚴重。如果你的胃很敏感，晝夜節律紊亂更會

畫夜節律紊亂久而久之影響健康

短期畫夜週期紊亂
（1-7天）

嗜睡／失眠、注意力不集中、偏頭痛、焦躁、疲勞、喜怒無常、
消化不良、便秘、肌肉疼痛、胃痛、胃脹氣、血糖升高、易感染

長期畫夜節律紊亂
（幾週、幾月或幾年）
加上遺傳傾向／營養不良

腸道疾病、免疫疾病、代謝疾病、情感或情緒疾病、
神經退行性疾病、生殖系統疾病、慢性炎症、各種癌症

畫夜節律紊亂期越長，罹患嚴重疾病的風險就越大

引發胃灼熱或消化不良。

　　你的一些日常不適、常常生病、或慢性疾病，都很可能與畫夜節律紊
亂有關。許多疾病的症狀都包括睡眠不足或過度、食欲改變、或體力活動
減少，這些都會對畫夜生理時鐘造成破壞。但是，透過調整節律週期，可
能可以改善疾病、或減輕其嚴重程度。因此我認為養成良好的畫夜節律是
所有疾病的治本之道。

　　如果你現在感到身體有任何不適或心緒有所改變，千萬不要忽略這些
徵兆，這些都是慢性疾病早期的預警信號。首先，請注意你的日常睡眠、
體力活動和進食模式是否發生變化。試著回歸到正常的生活作息，如果症
狀持續，請去看醫生。

這些不適感會慢慢演變成需要處方藥才能治療的疾病。治療慢性疾病的藥物不像治療細菌感染的藥物一樣，一個療程的抗生素就可以殺死致病細菌，讓你得以痊癒。慢性疾病是無法根治的，而且一輩子都要靠服用藥物來控制，同時，也必須承受這些藥物的副作用。最近針對美國總金額最高的十大藥物進行的一項審查顯示，在所有接受藥物治療的人當中，就有3至24人沒有療效[5]。更糟糕的是，晝夜週期紊亂時間越久，越會使治療效果降低，減慢恢復速度，甚至對治療產生抗藥性。例如，接受乳腺癌治療但無法在適當時間就寢的婦女，其存活率會低於固定時間就寢的婦女[6]。

在第三單元中，你將了解違反每個核心節律的生活如何影響身體的微生物組、新陳代謝、免疫系統和大腦，以及如何扭轉這些不良的健康狀況，這些就是我所謂的「高價的」健康項目。但是，就算晝夜節律只有幾天受到干擾，也會讓日子不好過。睡眠不足的人比睡眠充足的人更難相處，甚至在社交互動中充滿敵意，也不足為奇。例如，2011年的一項研究顯示，睡眠不足會造成正面情緒減少、而負面情緒增加，尤其是青少年[7]。睡眠不足會損害我們評估負面或正面獎勵、做出理性決定的能力，也會影響我們處理手邊任務的能力，進而干擾到工作和家庭生活。2017年的一項研究顯示，睡眠不足的夫婦在吵架時，會更不理智，或認為對方才是更無理取鬧的[8]。

正如我所說的，晝夜節律一旦被干擾，其餘一切也會跟著亂無章法。我們都曾在旅行時差或社交時差中體驗過這種情況，例如參加深夜聚會。假設你外出跳舞，暴露在燈光下會抑制你的睡眠需求。午夜過後，你保持清醒的每一個小時，都在破壞身體的晝夜節律，到了第二天早上，你會感覺很累、很不舒服，就算可以小睡片刻，也很難在第二天補足失去的睡眠。晚起床也會打亂你正常的進食時間，從早上八點變成十點，可能也會

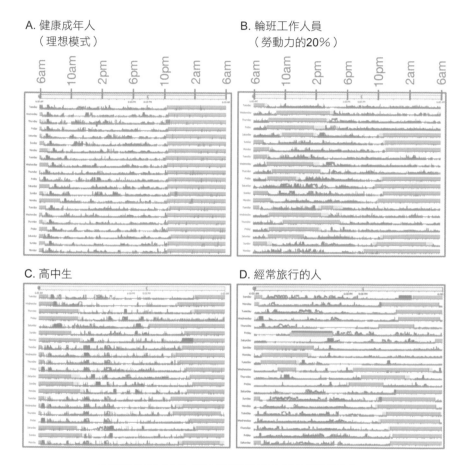

此圖表代表以下四種人連續3週的活動和睡眠模式：
（A）具有理想模式的健康成年人、（B）輪班工作人員、（C）高中生、和
（D）經常旅行的人。每條水平線記錄著每天的活動（深色尖峰）和睡眠（灰色條紋）
時間。請注意，健康的成年人每晚十點半左右上床睡覺，睡眠時間為8小時。
其他人每週至少有一天極度延遲睡眠時間。

占掉你的運動時間。你也會發現自己頭昏腦脹、注意力很難集中，甚至做不出簡單的決定。

有時，慢性疾病會導致自身的晝夜節律更紊亂。例如，肥胖症會增加阻塞性睡眠呼吸暫停的風險，由於呼吸不順暢而造成睡眠品質不佳，也會因此增加白天的嗜睡感，減少運動的動力。白天沒有消耗太多體力，晚上睡覺的動力也會降低。在明亮的光線下，容易使人熬到深夜，而到了半夜還保持清醒時，更有可能會繼續吃東西。

晝夜節律自我檢測

如果你患有某種疾病，當務之急是了解目前病況是否正在干擾你的日常作息。我開發了兩個測驗，供讀者在家自我檢測，以了解自己的晝夜時鐘是否正在影響身體健康。第一個測驗著重你目前的思維和感受（身心健康測驗）。第二個測驗要協助你找出生活作息與最佳晝夜節律背道而馳的程度（行為習慣評估）。

晝夜節律健康評估

第一個測驗顯示你目前可能有的各種徵兆和症狀，因而影響睡眠或進食週期，或者是身體因晝夜節律紊亂所出現的反應。無論是哪一種，找出問題的癥結點，並且明白它們對健康可能造成的嚴重影響，是解決問題的第一步。

如果你因工作需求，必須在晚上十點至凌晨五點之間保持清醒至少3小時，每一年超過50天（每週1天），你就算是輪班工人，很有可能罹患與日夜輪班有關的疾病。我們當中有許多人睡眠不足、隨意進食、身體不常活動、或是在不當時間進行激烈的體能運動。了解哪些因素會影響你的生理時鐘，將有助於你做一些小小的改變，讓你多過幾年健康的生活。

　　據實回答下列問題，圈選出你的答案。答案沒有對或錯，最後結果將反應你個人的狀況。但是，如果你對其中任何一個問題回答「是」，那麼，優化你的晝夜節律系統可能會有助於你改善身體健康。如果你不完美，請不要擔心，每個人都有改進的空間。

評估個人回應

　　我們大多數人針對上述問題，都會有幾個「是」的答案，這很常見（但不是正常的），因為我們都像是輪班工人，生活的晝夜節律確實紊亂。在身體和心理健康部分，許多人可能會有一、兩個問題回答「是」，但若每一個部分中有超過三個以上的問題得到肯定答案，那代表你的晝夜節律可能不是在理想狀態。你可能會認為某些症狀無害，可以置之不理，反正許多和你同年齡的人可能都有相同的症狀，但是，普遍現象並不代表是正常的。

　　在「行為習慣」的部分，任何回答「是」的項目，都有可能破壞身體的晝夜時鐘。很多人通常得到超過五個以上的肯定答案，這代表他們需要用不同的方法來優化自己的生理時鐘，以保持健康。

身體健康評估

是否有醫生說你超重了？	是／否
你是否被診斷為糖尿病前期或罹患糖尿病？	是／否
你是否正在針對慢性疾病服用處方藥（例如，心臟病、血壓、膽固醇、哮喘、胃酸逆流、關節痛或失眠）？	是／否
你是否正在針對胃酸逆流、疼痛、過敏或失眠等，服用非處方藥？	是／否
你的月經週期不規律嗎？	是／否
你是否有更年期相關的熱潮紅或睡眠中斷問題？	是／否
你的性欲是否降低？	是／否
你是否被診斷出有慢性發炎的相關疾病，例如，多發性硬化症或發炎性腸道疾病？	是／否
你是否經常感到腰脊疼痛？	是／否
你是否被診斷出患有睡眠呼吸暫停？	是／否
你睡覺會打鼾嗎？	是／否
你醒來時感到鼻粘膜充血或鼻塞嗎？	是／否
你是否經常感到腹痛、胃灼熱或消化不良？	是／否
你是否經常感到頭痛或偏頭痛？	是／否
一天結束時，你是否感到眼睛疲倦？	是／否

心理健康評估

你是否感到焦慮？	是／否
你是否感到情緒低落、或經常感到憂鬱？	是／否
你是否無法集中注意力？	是／否
你是否感到腦筋混沌（brain fog）或無法專心？	是／否
你是否經常忘東忘西，找不到眼鏡、充電線或鑰匙等物品？	是／否
你是否記不住人的名字和面孔？	是／否
你是否常依賴行事曆或待辦事項清單？	是／否
你下午是否感到疲倦？	是／否
你睡醒後是否仍然感覺疲倦？	是／否
你是否被診斷患有創傷後壓力症候群（PTSD）？	是／否
你是否被診斷出患有注意力缺陷過動症（ADHD）、泛自閉症障礙（ASD）或躁鬱症？	是／否
你是否有想吃東西的強烈欲望？	是／否
你是否覺得完全抗拒不了食物的誘惑？	是／否
是否有人覺得你很焦躁易怒？	是／否
你是否常常猶豫不決？	是／否

行為習慣評估

你每天走路的步數是否少於五千步？	是／否
你每天在戶外日光下的時間是否不超過1小時？	是／否
你是否會在晚上九點之後運動？	是／否
你是否會在睡前玩電腦、滑手機或看電視1小時以上？	是／否
你是否會在晚餐後喝一杯以上的酒精飲料（雞尾酒、葡萄酒或啤酒）？	是／否
你是否會一整天都忘了喝水？	是／否
你是否會在下午或晚上喝咖啡、茶或含咖啡因的汽水？	是／否
你是否會靠吃巧克力、高碳水化合物食物（甜甜圈、比薩）或能量飲料來提振精神？	是／否
你是否不管肚子餓不餓，都會在晚上大吃大喝？	是／否
下午七點過後，除了水之外，你是否還會攝取其它飲食？	是／否
你是否開著燈睡覺？	是／否
你每天的睡眠和休息時間是否少於7小時？	是／否
你早上是否需要靠鬧鐘才能醒來？	是／否
你是否常常會利用週末補眠？	是／否
你是否就算肚子不餓，只要看到食物就會吃呢？	是／否

找出晝夜節律的相關數字

第二部分的檢測不像是測驗，反而比較像是一個追蹤練習。在接下來的一週，你可以按照文字說明的指示，填寫下表。

連續一星期每天回答這六個問題，將使你清楚了解自己的日常生活節奏。你很可能會發現你的答案取決於許多因素：是否在上班、是在週間還是週末假日，或者生活方式完全無法預測。在我的實驗室裡，我們追蹤全世界數千人，得到相同的趨勢，大多數人在工作日和週末的生活都有不同的節奏。但是我們知道不見得一定要這樣，我們在研究原住民的數據時，例如阿根廷的托瓦人（Toba）或坦桑尼亞的哈扎人（Hadza），他們的睡眠和身體活動模式每天都非常規律、始終如一。

我無法告訴你什麼才是你的理想晝夜節律，但是你可能早已心知肚明。很可能當你休假一週時，就會明白了。如果你不飲酒過量、並持續運動，身體就可能恢復到比較滿意的生理節奏，你可能會發現自己更早上床睡覺、白天更加活躍、半夜也不太會想吃零食。

但是，一旦你休假回來之後，現實生活就會讓你無法維持住最佳的晝夜節律。你或許無法立即將各方面的理想節律融入日常作息中，但檢視平常的週期會使你更了解自己可能哪裡做錯了，有什麼地方可以改善、有益健康。你可能還會明白，生活方式是可以自己選擇的。一旦了解自身晝夜週期，你可以選擇就算會造成慢性疾病還是堅持目前的生活方式，因為你認為這是為了工作或家庭不得不這麼做。或者，你可以決定身體健康對你個人和家人而言更重要，在生活上做出一些調整，使自己未來在工作和家庭中持續保持生產力。

以下各章我們會討論怎麼實現的目標。現在先讓我們快速檢視每個問題的重要性。

		你幾點起床？ 需不需要用鬧鐘？	你幾點上床睡覺？	今天第一口進食時間？	今天最後一口進食時間？	你幾點關機？	你什麼時候運動？
星期一	時間：						
	鬧鐘？						
星期二	時間：						
	鬧鐘？						
星期三	時間：						
	鬧鐘？						
星期四	時間：						
	鬧鐘？						
星期五	時間：						
	鬧鐘？						
星期六	時間：						
	鬧鐘？						
星期日	時間：						
	鬧鐘？						

你何時起床（以及起床方式）是一天中最重要的事

　　當你醒來睜開眼睛，從床上爬起來時，進入眼睛的第一道亮光會激活視網膜中的黑視素，告訴SCN主時鐘現在是早上了。就像在間諜電影中，兩個特工開始執行任務時，先設定手錶同步一樣，看到的第一道明亮光線會向SCN發出信號，將時間設定為早晨。通常，一旦SCN主時鐘設定為早上時，會自動將你喚醒，就像體內的鬧鐘一樣。但是，如果你需要真正的鬧鐘才叫得醒，那代表你的SCN主時鐘尚未準備就緒，仍然認為現在是夜晚。因此，最重要的目標是要減少對鬧鐘的依賴，並獲得充足的睡眠時間，以便你在SCN意識到早晨時自然醒來。

　　填表時，不只要記下你醒來的時間，還要注意是否有靠鬧鐘。我們不像一個世紀前的祖先那樣，可以自然醒來。在過去，當人類生理時鐘與日夜週期同步，晚上十點之前就上床睡覺，SCN主時鐘也會在黎明時分把人叫醒。那時候，人體會自然停止分泌褪黑激素，減低睡眠動力。早晨也會出現許多環境信號叫人起床，例如第一道陽光、鳥鳴和動物的聲音。如果這些線索起不了作用，那麼體溫升高也會把人叫醒，因為褪黑激素分泌下降，減少了睡眠驅動力，皮質醇分泌上升，會使身體明顯感到變暖。

　　如今，我們很少因為這些提示而醒來。我們睡在溫控完美的臥室裡，還有雙層玻璃窗，覆蓋著厚厚的窗簾或遮光罩，幾乎完屏除了早晨自然的聲音、光線和溫度信號。當我們晚睡時，我們的睡眠動力和褪黑激素水平在黎明時仍然很高，因此許多人都得靠震耳欲聾的鬧鐘聲才叫得醒。

你一天中的第一口進食時間

　　就像光和大腦時鐘同步一樣，第一口食物也是體內其他時鐘的啟動信號。在我們的研究中，我們發現80％的人會在醒來後1小時內進食，攝取水之外的其他飲食[9]。另外有10％的人會在2小時內進食，只有一小部分超過2小時之後才吃東西。但是卻有許多人回報說他們經常不吃早餐。這些數字完全兜不攏，因此我們進行了更深入的研究，發現早餐一詞顯然被誤解了。

早餐（Breakfast）是「打破禁食」（break＋fast）的意思，亦即打破前一天晚上不吃不喝的那段時間。但是，什麼才是真正的打破禁食呢？答案是任何食物只要觸發胃、肝臟、肌肉、大腦和身體其他部位以為該開工了，都算是打破禁食，也就是說，除了水之外，進入嘴裡的任何飲食。

你可能會認為，加了少許奶油和糖的一小杯咖啡不算早餐。大多數人認為早上一杯咖啡只是為了提神醒腦。事實上，一旦熱量進了嘴裡，我們的胃就會開始分泌胃液，準備消化食物，接著，一系列的荷爾蒙、酶和基因開始執行例行公事。早上第一杯咖啡或茶就足以重設胃部和腦部生理時鐘。

大多數的受訪者在凌晨四點和中午之間所攝取的熱量，不到每日總攝入量的四分之一，而他們晚上吃的量則占每日總攝入量的30％以上[10,11]。他們回報說自己不吃早餐，但事實上他們只是早上不吃大餐，而是只吃一些零食或咖啡、茶、果汁、優酪乳等，他們認為這些食物不算一餐。但是，我們的胃確實認定這是一餐，不管只是一杯咖啡還是一碗麥片粥，都算是早餐，因此請記下這個時間。

你一天中的最後一次進食時間

就像白天活躍的大腦在夜間必須轉向休息和修復再生模式一樣，新陳代謝器官也需要放鬆下來、休息幾個小時。一天的最後一口進食代表身體準備放鬆、排毒淨化、重新煥發活力。大腦和身體需要幾個小時才能完全確定不會再有食物進來，確認之後才會啟動這個修復過程。因此，正如一杯咖啡啟動你的代謝時鐘一樣，你的最後一口食物或飲料必須經過2、3小時的消化過程，身體才能開始啟動修復再生的模式。

文化是飲食習慣的最大預測指標之一。儘管在美國有很多人晚餐吃得早，卻有夜間吃消夜的文化。在許多東方國家和部分歐洲地區，夜間飲食是常態。有一些國家和地區，餐廳甚至在晚上九點之前都還沒開始營業。有一些地方，深夜晚餐是一天中最大的一餐；而有些地方通常是一頓輕食或午餐剩菜。

誠實記下你一天中的最後進食的時間（水和藥物除外）。參加這個練習，你可能心想自己已經有固定作息了，但是我的研究顯示，你很可能並沒有。我們利用食物來保持精力充沛或讓身體放鬆，週末卻有了不同的挑戰，因為我們通常會有完全不同的生活作息，或社交到深夜。詳細記錄可以清楚顯示自己是否遵循某種模式。

你幾點上床睡覺？

這又是一個難以回答的問題。平時的工作行程相對決定了起床時間，因此上床睡覺的時間通常決定了睡眠總時數。有些人在工作日有固定的時間表，有些人可能每天上床時間固定，但在工作日和假日則有不同的起床時間。最準確的回答是你看完最後一封電子郵件、簡訊、社交媒體訊息，關燈、閉上眼睛躺在床上的時間點。

你幾點關機？

五十年前，一個人在離開客廳之後，就脫離了社交互動和娛樂，準備放鬆身體入睡了。早期的電視，也沒有太多深夜的節目。過去許多電視台在黃金時段後就沒有節目了。但是，現在有了全天候的社交媒體、電視和數位設備上的串流媒體娛樂功能，了解自己何時離開虛擬的社交活動，變得十分重要。

一旦關閉所有電子設備，大腦還需要好幾分鐘才能放鬆。我們的眼睛從數位螢幕接收到大量的光線，因此，關機也算是大腦停止接收光信號的時間點。

你什麼時候運動？

運動或劇烈體力活動的時間，對於畫夜節律和睡眠有明顯的影響。因此，運動的時間點也很重要。

評估調查結果

這六個作息時間點將使你更了解自己目前的畫夜節律系統。沒有任何神奇的時程表是一體適用的，但是，請利用下列資訊，來確認該從何處著手進行調整。即使是一點小小的改變，也將對你大有幫助，讓你保持健康、高效率、免於疾病。有四大重點特別重要，幾乎與每個人息息相關，無論你是否習慣使用數位產品，還是有沒有固定運動。

• 如果在一週當中（工作日與假日之間），這六項作息時間點的變化都在2小時左右或更長，代表你有很大的改進空間，很容易找到至少一個要改善的項目。有時，調整一個作息時間就會自動引導其他幾個項目步入正軌。

- 檢視自己每天的睡眠總時數。美國國家睡眠基金會（National Sleep Foundation）建議，成年人每晚至少應睡足7小時，兒童則需要至少9小時[12、13、14]。如果睡眠不足，早晨醒來時仍感疲倦，那麼你要做的第一件事就是早點入睡，或想辦法安排讓早晨可以至少多睡30分鐘。如果睡覺時間超過7小時，但醒來後還是覺得很累，可能是你的睡眠品質沒有達到標準。切記，每週只要有三天睡眠不足，就會使你前功盡棄。

- 檢視自己胃部運作的總時數。以一週當中任何一天最早吃的時間，和任何一天最晚吃的時間為準，忽略「日常習慣」之外的離群值。那是腸道最有可能準備處理食物的時間段。如果這個數字大於12，恭喜你，你有任務要努力完成了，完成之後將對你一生的健康產生最大的影響。別擔心，你並不孤單，只有10％的成年人不像這樣沒有規律，總是遵守在12小時或更短時間之內進食。能夠維持多天在8到11小時內進食完畢的人，最能維持在健康狀態。

- 比較自己最後一口進食時間和就寢時間，兩者之間最好相差3小時以上。

就只有這些嗎？是的！你可能會感到驚訝、甚至難以置信，只調整這幾項作息時間真的就可以改善健康嗎？熱量計算呢？低碳水化合物、無糖、原始人飲食法（Paleo）、素食、地中海飲食、藍區飲食（Blue Zones）、阿特金斯飲食（Atkins diet）、或戰士飲食（Warrior diet）呢？

魚油或綠茶等關鍵補充劑呢？

　　你再也不用擔心這些了。請你仔細想一想，就在一百年前，全世界的人一直依照居住地點吃不同類型的食物，紐約沒有中餐外賣、印度沒有貝果麵包。而且，也沒有任何慢性疾病與特定飲食高度相關，無論是高脂肪、碳水化合物、還是蛋白質。但是，世界各地的祖先都有一個共同點，他們吃得比較少、從事更多體力活動、睡得更多，並且像時鐘一樣精確地完成日常工作，夜間也沒有燈光。再強調一次，起居作息時間最重要。（譯註：「藍色區域」（Blue Zones，簡稱藍區）意指世界上最長壽的五個地區，包括義大利的薩丁島（Sardinia）、希臘的卡利亞（Icaria）、日本的沖繩（Okinawa）、哥斯大黎加的尼科亞（Nicoya）、美國加州的洛瑪琳達（Loma Linda）。「阿特金斯飲食法」（Atkins Diet）是由美國心臟科醫師Robert Atkins 所提倡的低碳水化合物飲食法。「戰士飲食」（Warrior Diet）是一種間歇斷食法，每天進食窗口只有4小時，需斷食20小時。）

　　事實上，進食時間是其他行為習慣的主要根源。我們從臨床上已經看到，當人們試著維持8、10或12個小時的進食窗口時，等於善用身體和大腦的晝夜節律機制，也對卡路里攝取量進行自然控制，因為不管再怎麼會吃，也不可能在較短的時間內把自己餵得過飽。這就代表，一旦習慣較短的進食時段，少量的食物就能滿足你。

　　我們總喜歡說，好習慣會養成更多的好習慣。幾週後，你會開始做出更好的食物選擇，普通的餅乾看起來不太吸引人，對油炸食品似乎也沒有胃口。此外，隨著荷爾蒙平衡的恢復，身體的免疫系統、情緒、睡眠、快樂感和性欲也可能得到改善。如果你正在服用藥物治療血壓、膽固醇或血糖，調整晝夜節律也可以改善身體恢復狀況，可能也只需要較少的劑量就能保持健康。

加入我們的團隊

　　我建立了一個應用程式，可以為你提供資訊，同時讓你輕鬆追蹤自己的晝夜生理時鐘。請上我們的網站mycircadianclock.org進行註冊，參加為期14週的研究調查，並在手機上免費下載「myCircadianClock」應用程式。這是一個很好的方式，能夠讓你深入檢視自己的飲食和睡眠習慣。配合晝夜節律領域的發展，以及在臨床科學和公共衛生領域的發現，我們將透過應用程式和網站文章，將新資訊定期傳遞給我們的用戶。

　　想要參與的話，只需要詳細記錄自己的飲食，包括水和藥物，拍下照片並透過應用程式上傳即可。你也可以記錄睡眠狀況，或者將個人的活動或睡眠追蹤器與我們的應用程式配對。前兩週的記錄會讓你了解自己的日常生活習慣，以及可以做出哪些修正調整，來改善任何健康問題。

　　當圖片傳送到我們的伺服器時，會被放在時間軸上，讓我們容易查看進餐時間，我們稱之為「飲食攝取模式圖」（feedogram）。你可以透過應用程式查看自己的模式圖。（參見次頁範例）

　　在前兩週評估個人的晝夜生活習慣之後，需要12週才能逐漸養成新的習慣，進而對基因構成影響。我們既有的習慣和環境，就好像影響我們DNA的另一層資訊，被稱為「表觀遺傳密碼」（epigenetic code），它會強化我們的習慣，影響力之大，甚至會讓我們覺得無法擺脫它們。當你嘗試改變習慣時，無論是運動、新的飲食、甚至於新的進食習慣，舊的表觀遺傳密碼都會讓改變習慣變得困難。在此，你更需要意志力來破舊立新。當身體感受到這些新習慣帶來的正面效果時，你會慢慢適應，舊的表觀遺傳密碼將被新密碼取代，新密碼會自動促使你保持新的習慣。

　　到目前為止，我們已有數千名參與者，他們的資料幫助我們得到非常重要的研究數據。本書中提到的許多個案，都是來自直接參與研究的人、或關注這個研究計畫並直接與我聯繫的人。在這些案例中，我們了解到，人們的進食量都遠遠超出自己所意識的。例如，大多數人認為自己一天大約吃三餐，但有三分之一的參與者一天幾乎吃了八次，而且一直到深夜都還在吃東西。

參與這項計畫的同時，你還可以記錄自己的新習慣、並告訴我們什麼是正確的、哪裡有問題，進而對科學做出另一個重大貢獻。這麼做可以幫助我們引導你，而你的經驗也將使其他人受益。

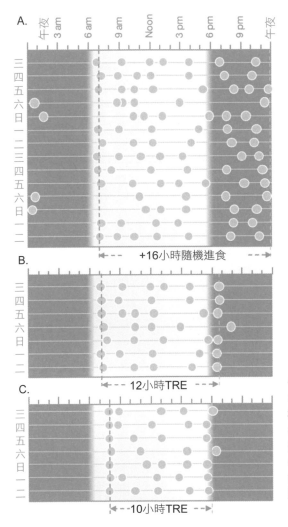

各類型的「飲食攝取模式圖」：
（A）從上午六點到午夜習慣隨
機進食的人，（B）整週遵循12
小時進食窗口的人，以及（C）
整週遵循10小時進食窗口的人。
各水平線代表一天二十四小時，
每個圓圈位置代表此人相對應的
進食時間點。

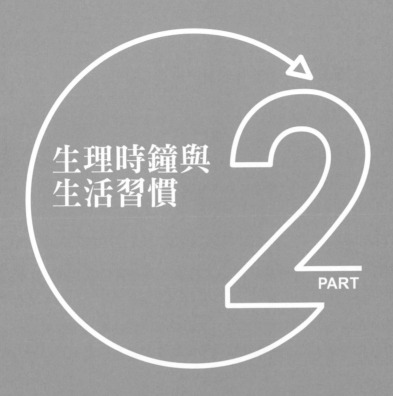

生理時鐘與
生活習慣

PART 2

第4章 維持最佳睡眠品質

我們知道晝夜生理時鐘運作的奧秘後，下一步就能破解它，好充分利用白天活動和夜間休息的時間。首先我們要調整一天的作息，配合晝夜最佳時段，並與生理時鐘完全同步。我們要在食物代謝最有效率的時段進食，在大腦和身體處於最顛峰狀態時積極活動，也要有充足的睡眠，面對嶄新的一天。其次，我們可以調整晝夜紊亂的作息，重新訓練生理時鐘，改善健康狀況。

我們可以合理猜測，首要之務是調整進食習慣。但事實上，先處理夜間活動，也就是限制光照量、提升睡眠品質，生理時鐘就可以重新調整到最佳狀態。這是因為睡眠並不是一種被動的體驗——人體在前一天晚上就開始為隔天做準備。就像我們在十二月三十一日慶祝新年開始一樣，睡眠是我們身體一天的開始，而不是結束。

我們的身體每天都要對抗諸多壓力，造成細胞損傷。到了晚上，我們不只要對身體進行必要的修復，大腦也忙於鞏固記憶，並發出指令，為明天做好準備。夜間發生的變化對於我們第二天的感覺至關重要，正因為如此，當我們身體健康、睡眠充足時，醒來後才會感到精神煥發。

睡眠階段

　　良好的睡眠發生在有安靜睡眠（quiet sleep）和活躍睡眠（active sleep）週期交替時。安靜睡眠按特定順序分為三個階段：N1（昏昏欲睡）、N2（淺眠）和N3（深度睡眠）。除非這個過程受到干擾，否則你會從一個階段平穩地進行到下一個階段，在這個過程中，身體和大腦會根據生理時鐘執行不同的功能。首先，在從清醒過渡到淺眠的過程中，你在N1階段只持續幾分鐘，但身體和大腦卻發生快速變化。體溫開始下降、肌肉放鬆、眼球運動減緩。在N1睡眠階段，你開始失去對周圍環境的意識，但很容易被喚醒。

　　N2或稱淺眠階段，其實才是真正睡眠的第一階段。在這個階段，眼球運動停止、心率和呼吸減慢。隨著腦波加速大約半秒或更長時間，會短暫爆發所謂的「睡眠紡錘波」（sleep spindles）腦波活動。一些研究人員認為，睡眠紡錘波在鞏固記憶方面有一定的作用。

　　N3階段（即深度睡眠），是大腦對外界刺激的反應減弱、難以喚醒的階段，此時呼吸變得更加規律、血壓下降、脈搏速度會比清醒時還要減緩20％到30％。身體血液減少流向大腦，使其明顯冷卻。在此階段結束之前，肌肉活動力停擺，讓你無法進行夢境中的活動。然而，這項變化不會發生在一些真正的睡眠障礙者（例如夢遊和夜食症候群）身上。在這個階段睡眠不足，可能會降低白天的創造力、情緒和運動協調能力。

　　這三個階段的安靜睡眠會與活躍睡眠交替進行，活躍睡眠也稱為「快速眼動睡眠」（rapid eye movement sleep，REMsleep）。在這個階段，身體雖然靜止不動，但思緒卻在加速運轉；眼睛雖然閉著，眼球卻仍在來回滾動。你的血壓升高、心率和呼吸速度加快，幾乎和白天一樣。作夢也發生在REM睡眠中，通常每晚會有三到五個REM睡眠週期，每90至120分鐘發生一次，第一次通常只持續幾分鐘，隨後整晚REM睡眠時間會逐漸增加。在REM睡眠階段內，大腦也專注於學習和記憶。

每次從安靜睡眠進入到REM睡眠時，就算完成一個睡眠週期。為了健康，你需要整夜平衡不同類型的睡眠。成年人每晚至少需要連續7小時的睡眠。因此，如果你少睡了90分鐘或更長時間，等於失去相當於一整個睡眠週期的時間。當你犧牲一個或多個REM睡眠週期時，你的晝夜生理時鐘可能會受到干擾。

在這7小時內，有一個關鍵的4小時窗口。你可能注意到在晚上十點到凌晨兩點之間，或睡著之後的前4個小時，睡眠品質是最好的。這是因為最初的幾個小時都是用來償還你欠下的睡眠債、平息睡覺的欲望或睡前的疲倦。正因為如此，如果在這4個小時之後醒來，就可能難再入睡，因為你已經清償了使你感到疲倦的睡眠債。接下來3個多小時的睡眠將滋養你的大腦和身體，給它額外的時間進行修復和再生活力。

不得不在白天睡覺的輪班工作人員，也會經歷晝夜節律紊亂，因為這不是生理時鐘發送睡眠信號的正常時間，此時的光照也不是最理想的，因

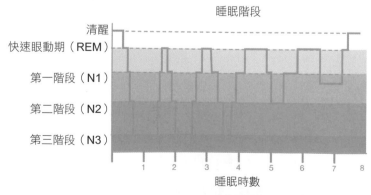

夜晚8小時睡眠期間不同的階段

此輪班工作人員即使在白天嘗試睡足7小時，也無法獲得最大的睡眠週期數。正是這個緣故，當你在白天補眠時，很少會睡超過2至3個小時，因為生理時鐘根本不允許。

了解睡眠債（睡眠不足）

我們一醒來，SCN主時鐘就會開始追蹤清醒時間，設定好每保持清醒1小時，之後就必須睡20至30分鐘。到了晚上，身體各器官的時鐘相互同步，才能創造理想的睡眠條件。大腦內的松果體開始產生睡眠褪黑激素，同時心臟時鐘會指示你的心率減慢，而SCN會指示身體降溫。最後，時間到了、光線昏暗時，你便會進入睡眠狀態。

成年人每晚最好應有連續8小時的充足睡眠，孩童則應睡足10小時，這包括上床睡覺、安頓下來、直到入睡。孩童每晚睡眠最少不應少於9小時，成年人則不應少於7小時[1,2]。

睡眠不足是你應有的睡眠時數與實際睡眠時數之間的差異。因此，如果你昨晚只睡了6.5小時，那麼你隔天一開始就欠下30分鐘的睡眠債。第二天晚上睡覺時，你首先要償還前一天晚上的欠債，這代表即使你第二天晚上睡了7小時，也只能算是睡了6.5小時。這就是我們週末經常睡到很晚的原因之一，這是身體償還全部債務的方式。

欠下睡眠債會讓我們昏昏欲睡，生理時鐘會指示我們何時應該入睡。例如，如果你兩天沒睡，等於欠下太多睡眠債，無法在一個晚上清償完畢。你會去睡覺，但生理時鐘不會讓你連續睡足16個小時。第一個晚上，你可能睡了8、9或10個小時，然後會在生理時鐘的驅動下醒來。第二天，你還是昏昏欲睡，因為時鐘告訴大腦此時該保持清醒，但是睡眠不足卻告訴大腦你應該再回去睡覺。這場衝突會一直持續，你會再多睡一點，一直到睡眠補足為止。

小睡片刻算是清償睡眠債

白天小睡是彌補睡眠不足的一種方法。例如，如果你一週欠了2個小時的睡眠債，而你在星期六下午午睡，可以藉一次小睡補回來。但請注意不要睡得太久，因為睡眠時數取決於你的生理時鐘和當天的清醒時間。長時間午睡會消除一些從早上開始積累的睡眠壓力，但是下午如果睡太久，可能會進一步壓縮到夜間的睡眠時間，讓你半夜就算該睡覺了也睡不著。午睡對你不利的唯一情況是，當你有時差的時候。若你是真正的輪班工人、想在晚上睡覺，或者你真想改變作息、晚上提早就寢。在這些情況下，最好建立夜間睡眠的習慣，讓第二天早上重設生理時鐘。

睡眠和壽命的U型曲線

達到規定的睡眠時數確實有許多好處。透過追蹤一百萬人，研究人員確定一種模式，稱為「睡眠和壽命U型曲線」（U curve of sleep and longevity）[3]。與每晚睡足7小時的人相比，總是睡眠不足的人更容易早死。同樣的，睡眠時間長達10到11個小時的人，也可能壽命較短。數據顯示，大多數擁有理想身高體重指數的人（BMI，這是一種標準健康測量，追蹤體重與身高的理想比率）每晚都睡足7個小時。最重要的是，睡眠過多或過少都是有害身體健康的。

各年齡層的理想睡眠時數

年齡層		睡眠時數		幾分鐘入睡			半夜醒來超過 5分鐘的次數		
		理想	不建議	正常	臨界點	諮詢醫生	正常	臨界點	諮詢醫生
新生兒	0-3 個月	14-17	＜11或＞19	0-30 分鐘	30-45 分鐘	＞45分鐘	醒來幾次是正常的		
嬰幼兒	4-11 個月	12-15	＜10 或＞18	0-30 分鐘	30-45 分鐘	＞45分鐘	醒來幾次是正常的		
幼兒	1-2 歲	11-14	＜9 或＞17	0-30 分鐘	30-45 分鐘	＞45分鐘	1	2-3	＞4
學齡前兒童	3-5 歲	10-13	＜8 或＞16	0-30 分鐘	30-45 分鐘	＞45分鐘	1	2-3	＞4
學齡兒童	6-13 歲	9-11	＜7 或＞15	0-30 分鐘	30-45 分鐘	＞45分鐘	1	2-3	＞4
青少年	14-17 歲	8-10	＜7 或＞13	0-30 分鐘	30-45 分鐘	＞45分鐘	1	2-3	＞3
年輕人	18-25 歲	7-9	＜6 或＞11	0-30 分鐘	30-45 分鐘	＞45分鐘	1	2-3	＞4
成年人	26-64 歲	7-9	＜6 或＞10	0-30 分鐘	30-45 分鐘	＞45分鐘	1	2-3	＞4
老年人	＞65 歲	7-8	＜6 或＞10	0-30 分鐘	30-60 分鐘	＞60分鐘	1	3	＞4

資料來源：M. Ohayon et al., "National Sleep Foundation's Sleep Quality Recommendations: First Report," Sleep Health 3, No. 1 (2017): 6–19.

想要檢視你是否處在U型曲線的最佳位置很簡單，就是追蹤你的睡眠習慣。你可以利用第三章的表格，填寫睡眠和起床時間，也可以利用myCircadianClock應用程式（可在<u>mycircadianclock.org</u>取得）或任何穿戴式睡眠追蹤器。你對自己的睡眠模式了解越多，就越容易矯正問題。無論什麼年齡層的人，都能達到維持畫夜節律的理想標準。

你睡得好嗎？

問問自己以下三個問題，清楚了解個人的睡眠品質。

> 問題一：你什麼時候上床睡覺，多久才能入睡？

早期人類睡眠模式的神話

網路上有一個荒誕的說法，早期人類睡了幾個小時之後，會在半夜醒來做一些活動，例如做愛或進食，然後再回去睡覺。但是，這個說法並未受到研究支持。就在2016年，科學家開始研究土著民族，包括坦桑尼亞的哈扎人和阿根廷的托瓦人，這些部落並沒有電力照明[4,5]，他們睡在茅屋裡，有時甚至在空曠的原野睡覺。當科學家將睡眠追蹤器放在這些人身上連續多天，並沒有發現任何兩段式睡眠的跡象。這些人通常睡7、8或9個小時，也都在晚上九點或十點左右上床睡覺，在黎明時分醒來。事實上，兩段式睡眠是現代人生活中更常見的模式。許多人睡了3、4小時之後醒來（即清償睡眠債的那個時段），發現很難再回到睡眠狀態，他們可能會沮喪地開機工作、看書或去廚房吃一碗麥片粥。這類型的睡眠方式嚴重違反畫夜節律，正是本書要幫助讀者打破的習慣之一。

首先，讓我們降低一些標準：大多數人不會關燈後就立刻入睡。對於一般有良好睡眠習慣的人來說，應該能夠在上床關燈後的20分鐘之內入睡。在這20分鐘裡，除了睡覺之外，不能有別的事情干擾，不要看書、不接電話、沒有燈光。

如果你在床上躺了超過半小時，輾轉反側就是睡不著，那就代表你很難進入睡眠狀態，這就是失眠的定義：入睡困難。

失眠的罪魁禍首可能是：
- 憂慮：壓力賀爾蒙皮質醇增加，讓我們保持清醒
- 吃太多：使核心體溫過高而無法入睡
- 身體活動量太少：造成幫助睡眠的肌肉激素分泌減少
- 夜間過度暴露在明亮的光線下：激活黑視素，減少睡眠褪黑激素分泌

問題二：你在夜間醒來多少次？

睡眠間斷的定義是，在夜間醒來不只一次，每次至少幾分鐘，很難再入睡。這種睡眠並不是最理想的，因為大腦只會記錄你真正睡覺的時間，而在這些零碎的睡眠期間，大腦的反應就像根本沒有睡一樣。例如，如果你躺在床上8個小時卻醒了三、四次，那麼你的大腦可能只會記錄4至5個小時的實際睡眠時間。即使你每次醒來只有10至15分鐘，也需要花更多時間才能回到深度睡眠階段，錯失了連續不間斷的睡眠。

隨著年齡的增長，人的睡眠品質變得更加脆弱，經歷零散的睡眠是很普遍的，喚醒閾值（threshold）隨著年紀增長而降低，只要聽到一點噪音

或干擾就會被吵醒。但是，只要你讓睡眠時間配合生理時鐘的話，還是能夠一夜好眠，睡覺不會再斷斷續續。

睡眠間斷的主要原因是：

- 脫水
- 周遭環境太熱或太冷
- 晚上太晚進食而導致胃酸逆流
- 和寵物一起睡覺
- 打鼾／睡眠呼吸暫停
- 其他噪音

問題三：早上醒來時，你是否感到精力充沛？

如果你需要鬧鐘才叫得醒，或是醒來時還是覺得想睡、或頭昏腦脹，那就代表你沒有得到充分休息，而且很可能是睡眠不足。

睡眠不足會破壞身體晝夜節律

在美國，有三分之一的成年人有睡眠間斷和睡眠不足的情況。這代表你早上開車去上班時，向前方和左右方看一看，其中就會有一名駕駛是睡眠不足的（如果不是你的話）。

無論你年齡多大，睡眠不足都會導致表現不佳，造成短期和長期的嚴重後果。短期而言，成年人只要一個晚上的睡眠不足，第二天可能就會覺得腦昏腦脹、思緒混亂，因而影響決策、反應時間和注意力。例如，我們知道當你睡眠不足時，你的日常表現會比喝了兩杯酒的人更差

在戶外度過一天，夜間室內光線就不會造成太大干擾

當你在陽光普照的海灘或公園裡度過一整天時（4到5小時），晚上室內明亮燈光對你就不會造成太大影響。我在肯亞的馬塞馬拉國家保護區露營時，每天至少暴露在日光下8小時，沒有人造光，彷彿生活在一千年前一樣，而且每晚都睡得很香甜，睡足7.5小時。一週之後，我在奈洛比的一個實驗室裡工作，那裡有很多窗戶自然採光充足，雖然我大部分時間都在室內，卻好像在自然光下待了3小時。那些夜晚我也睡得很好，但不如露營期間的睡眠時數長。後來我回到聖地牙哥，那裡的辦公室自然光有限，每天的日照時間幾乎不到1個小時。請參閱我的睡眠圖表，你會發現回家之後，由於白天缺乏日光接觸，導致我的睡眠品質不佳。注意自己白天接觸到的光照量。如果你回想唯一能看到天空的時間，是開車上班或下班時，那麼你很可能沒有獲得足夠的自然光線。在一天的休息時間裡，試著到戶外散步幾分鐘。最好在戶外或在大玻璃窗旁邊開會，藉此汲取明亮的日光。

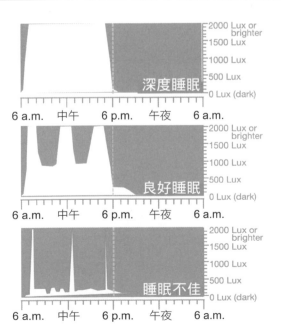

在馬塞馬拉露營區
幾千年前人類的日光曝曬量近似本圖表

在奈洛比實驗室
在樹蔭下或開著大窗戶的室內工作，類似於工業化以前的時代

在聖地牙哥的辦公室
典型的室內辦公室工作環境，現代社會大多數人的經歷

[6,7]。更別提睡眠不足的兒童和青少年，他們在學校的課業表現，也會不如睡眠充足的同儕。即使是幼兒也有影響，睡眠不足會使他們好像更煩躁、或更不好照顧。

當睡眠不足成為習慣時，長期後果更嚴重。一項研究顯示，患有注意力不足過動症（ADHD）的兒童，若在晚上有足夠的睡眠，白天有充足的日照，症狀能減輕不少[8]。睡眠習慣較差的成年人反而更容易出現焦慮和抑鬱，老年人則可能會有記憶障礙[9,10]。

睡眠較少也代表有更多的不良習慣，而且很可能包括夜晚暴露在更多的光照之下，或是在白天、晚上都吃得更多。睡眠不足會直接影響身體的飢餓激素和飽腹激素分泌，如飢餓肽（ghrelin）和瘦素（leptin），兩者都具有晝夜節律性。只要胃空了，就會開始分泌飢餓肽，這是傳遞到大腦的飢餓信號；瘦素則在脂肪細胞中產生，向大腦發出飽足的信號。不良的睡眠模式會干擾這些信號，使我們更容易飲食過量，因為大腦完全沒有收到這兩種訊息。英國的一項研究追蹤了數百名三至十一歲的兒童，結果發現，在十一歲以前，每天晚餐固定時間進食、早睡的孩子，罹患肥胖症的可能性大大降低[11]，因為這些孩子在睡眠和新陳代謝方面有很強的晝夜節律。

不幸的是，深夜吃零食是許多人睡前的習慣。我們知道，瘦素和飢餓肽失調會破壞飲食習慣。同樣的，當我們睡眠不足時，身體還有很多機制會導致我們飲食過量。我們認為，這是因為大腦想要確保人體有足夠的熱量，以應付熬夜期間的活動。但是，在肯恩·賴特（Ken Wright）睡眠實驗室進行的對照研究中，睡眠時間從8小時減少到5小時的參與者，他們持續攝入的卡路里，竟遠超過熬夜那幾小時所消耗的卡路里[12]。這個發現告訴我們，大腦並不需要額外的食物才能在熬夜期間正常運作。相反的，

長期睡眠不良的徵狀

醒來後感到關節疼痛，可能是連續幾天沒睡好的徵兆。睡眠期間應該會減少身體內發炎的現象，如果睡眠時間不夠長，發炎就沒有時間消退。你可能會發現，如果連續三、四夜每晚睡眠少於6小時，醒來時可能會感到關節僵硬、或膝蓋疼痛。但是，如果你能改善睡眠時間，你可能會發現，不用任何藥物、無需任何運動、也無需改變飲食，疼痛就自動消失了。

睡眠不足的大腦、或夜間暴露於光照之下的大腦，會渴望攝入多餘的卡路里，因而導致體重增加。

　　事實上，即使睡眠不足的大腦，一連好幾個小時不進食，也可能有更好的工作效率。根據美國國家衛生研究院馬克‧馬特森（Mark Mattson）的實驗室研究證明，禁食時間較長的老鼠大腦功能更好，因為限制進食時間可以增強腦細胞之間的連接或突觸[13]。神經元之間更牢固的連接，代表大腦可以有更好的思考和記憶能力，不管是否有充分的休息。

食物、定時和睡眠

　　深夜進食不僅對新陳代謝有害，還會影響睡眠，這種習慣會干擾入睡，也會阻礙深度睡眠。為了幫助入睡，身體核心體溫必須降低近1℃，然而，當我們吃東西時，血液會湧入腸道（核心），幫助消化和吸收營養，

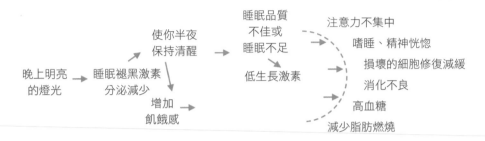

夜間光照容易養成不良習慣

夜晚的強光對大腦和身體健康會產生不良的骨牌效應，
如果你可以控制自己的夜間光照量、並抗拒進食的誘惑，
就可以打破不良習慣。

讓我們一夜好眠吧！ Let's Get to Sleep!

改善睡眠首先要加強睡眠驅動力，避免抑制或破壞睡眠的因素。在白天，睡眠驅動力受許多因素的影響：
在白天，睡眠驅動力受許多因素的影響：

- **清醒時間的長度**：睡眠驅動力隨著我們清醒的每一小時而增加。如果你想要晚上早點睡，就應該要早點起床。
- **運動或體力活動**：尤其是在大白天日光下的戶外體力活動，會增加睡眠驅動力。
- **咖啡因攝取的時間**：咖啡因會減少睡眠驅動力，使我們保持清醒。午後減少攝取咖啡因是最簡單有效的方法。

體溫其實會因此而升高，因而阻礙我們進入深度睡眠。為了能夠睡個好覺，我們應該在上床前至少2至4個小時吃完最後一頓飯，確保身體能夠冷卻下來。

在實驗室中我們發現，遵循8或9小時限時進食（time-restricted eating，TRE）的老鼠睡得更好，牠們的核心體溫能下降，進入更深層的睡眠。令人驚訝的是，牠們的睡眠並不會比隨機進食老鼠的時間長，但腦波電子記錄顯示牠們的睡眠更深、甚至可能更安穩（畢竟沒辦法問老鼠睡得好不好）。我們不知道原因，但是研究顯示，限時進食確實可以改善睡眠，因為喚醒閾值也跟著提高了。換句話說，在限時進食下，基本的睡眠驅動力不會改變，但是會使老鼠進入更深層睡眠狀態（高喚醒閾值，也就是不容易被叫醒）。

透過應用程式myCircadianClock，我們觀察到，許多遵循10小時限時進食的人回報睡眠品質得到顯著改善。事實上，其中一些人遵循限時進食不是為了減肥，而是為了晚上睡得更好[14]。

睡前飲酒與吃甜食相比，會對身體造成不同的影響，同樣都具有破壞力。含酒精的飲料會使你脫水，睡前酒喝得越多，在半夜就會越口渴。宿醉的部分原因正是大腦對水分不足做出的反應。因此，雖然有些人可能習慣睡前小酌一杯幫助入睡，但他們通常很難維持睡眠狀態。如果你喜歡在晚飯後喝杯雞尾酒，最好在餐前或用餐時喝比較好，前提是要在睡前的2到4個小時。

一旦你習慣了夜夜好眠，喝杯葡萄酒似乎就不那麼吸引人了。例如，參與研究的對象中，有一個人曾經習慣晚餐後喝三、四杯雞尾酒。自從他開始減少飲酒之後，發現自己睡得更好。經過一段時間，他完全戒了雞尾酒，他告訴我說：「我不再喜歡雞尾酒了，我更喜歡晚上睡得安穩。」

無法一覺到天亮，怎麼辦？

傑伊，現年四十一歲，從事壓力繁重的管理工作，非常忙碌，以至於從來沒有時間運動。我第一次見到他時，他矮小的體格至少超重40磅（約18公斤）。他告訴我他的睡眠品質很糟糕，每晚醒來兩、三次，然後就開始擔心自己再也睡不著。為了彌補這一點，他試圖每晚睡8小時，但由於睡眠時間零散，醒來時從不覺得神清氣爽。

我建議他嘗試限時進食，每天固定只有10小時的進食時段。幾週後，傑伊跟我聯繫，他聽起來很有精神。雖然他先前追蹤每天進食時段長達15個小時，但他沒多久就適應了新的飲食習慣。他回報說，在短短幾週之內，他已經可以一覺到天亮，連續睡足7小時，體重也減輕大約10磅（約4.5公斤），我對此並不感到驚訝。真正有趣的是，傑伊告訴我，他每天早上都感到精神抖擻，而且只睡了7小時工作效率反而更高。他再也不必在床上躺8小時，還能利用額外多出的1小時陪伴家人。

胃酸逆流問題

有些人會在半夜醒來時感到胃酸逆流，或是覺得胃不舒服，似乎要吃點東西才能舒緩，選擇的食物可能是一碗麥片粥。這會帶來兩個問題：牛奶中的蛋白質會觸發胃分泌更多的胃酸，而穀物中的碳水化合物則會導致血糖升高。如果你一直有這方面的問題，請諮詢醫生，但我建議切忌以食物做為解決之道，而應服用抗胃酸逆流的藥物。更重要的是，請遠離那些深夜零食，因為那才是引發胃酸逆流的真正原因（第九章有更多相關資訊）。當你夜間不再吃零食，而且飲食更健康、更早進食時，也許可以擺脫藥物治療，因為你的胃酸逆流會減少到不再需要吃藥、也不再需要半夜醒來吃東西。

夜間光照會抑制睡眠

調整睡眠最簡單的方法是保持黑暗的睡眠環境。大家都知道在明亮的燈光下很難入睡，你的生理時鐘也不允許，藍光感應會接收到亮光、抑制睡眠並使你保持清醒。但是，光譜中的其他顏色（特別是橙色和紅色）則比較不會抑制睡眠。

注意你在晚上所接觸到的光線類型。我們不可能回到黑暗時代，也不能在日落之後關掉所有的燈光。但是，管理好夜間光照，對改善睡眠和保持健康確實有很大的幫助。如果你發現自己對光特別敏感，請嘗試使用眼罩，也確保眼罩的舒適度，在你翻身時會固定在原位。如果太緊，早上可能會感覺耳朵疼痛，合適的眼罩可以改善你的睡眠品質。

青少年和睡眠

青少年尤其容易受光照影響而破壞自身晝夜節律。他們比較有可能在晚上熬夜，不只是因為功課或其他活動。也有研究顯示，青少年對光線非常敏感[15]，這代表晚上暴露在強光之下，會延遲他們的睡眠、降低褪黑激素的分泌。我們至少可以做兩件事來幫助我們的孩子。首先，可以在傍晚提早準備晚飯，好讓他們在睡覺之前空腹，也比較有可能在晚餐後3至4個小時入睡。同時，我們還應該教育他們黑暗和睡眠的重要性，在寫功課時，也許可以為他們打造一個有助於睡眠的環境，包括書桌上的聚光燈或檯燈，可以照亮桌子，但不會照到他們的眼睛。

　　加州大學聖地牙哥分校的邁克‧高曼（Michael Gorman）對老鼠和光照進行一項簡單的實驗[16]。晚上他在老鼠窩裡開了很暗的燈，比許多人家中用的典型夜燈更暗，幾乎相當於電視、電話或類似產品的指示燈所發出的昏暗光線。令人驚訝的是，即使對這種昏暗的光線，老鼠也非常敏感，牠們的睡眠週期也受到影響。根據美國國家心理健康研究院（National Institute of Mental Health）薩默‧哈塔爾（Samer Hattar）實驗室的最新研究顯示，即使是來自無害光源的昏暗光線，也會影響動物的睡眠和晝夜節律。雖然尚未針對人體進行嚴格測試，但據說許多人真的對昏暗的光線非常敏感，使用眼罩、或在光線完全無法滲透的黑暗房間裡，會讓他們睡得更好。

　　如果你在半夜醒來喝水、或去上洗手間，開燈絕對會讓你更難以入睡。盡量減少光照，在床旁邊放一杯水，這樣你就可以省了這一趟。或者，萬一你需要上廁所，放在床邊的手機正好可以派上用場，用手電筒功能照亮地板，也能幫你找路。

　　我總是在床邊放一杯水。有些人認為，如果在半夜喝水，會很容易再次醒來。事實上，你喝的水又不超過幾盎司，而且忽視口渴信號才是更糟糕的，喉嚨乾可能正是你半夜醒來的原因。

微幅調整照明，你可以睡得更安穩

我並不是建議整晚都待在黑暗的房間裡，直到我們上床睡覺。有許多技巧和產品可以幫助我們減少暴露在藍光下。例如，在晚上關掉天花板吊燈，改用檯燈。像廚房和浴室這些房間，調光器開關很好用，可以幫助減少四周環境的光線，甚至還有照明設備可以設定燈光在一天不同時段關閉和開啟。這些策略對青少年和成年人都有好處，是減少夜間居家照明簡單的解決方案。第八章我們會有更深入的探討。

設法讓自己夜夜好眠

　　良好的睡眠可確保第二天有更好的表現。在你休息時，生長激素的分泌會增加，使大腦和身體恢復活力，也使你保持最佳的晝夜節律。良好的睡眠也會增加早上皮質醇的分泌，有助於提高警覺性，同時平衡你的飢餓和飽腹激素，幫助新陳代謝。最重要的是，良好的睡眠可以調和體內所有的生理時鐘，使你全身運作處於最佳狀態。

　　如果你一直無法睡個好覺，或是時常半夜醒來，不妨試試下列方法：

調低室內溫度

　　身體必須在夜間冷卻下來才能入睡。最好將臥室溫度降低到20°C區間或以下，讓皮膚感覺更涼爽，如此一來，血液會流向你的皮膚，讓皮膚保持溫暖，由於血液從身體的核心流出，因此核心體溫可能會下降，會使你更容易入睡。

　　如果無法控制家裡的自動調溫器，不妨在睡覺前淋浴或洗個熱水澡，熱水也會迫使血液流向皮膚，遠離身體核心。

有些人會在入睡幾小時之後被熱醒。試試不同的毯子，找出最適合自己用的。如果毯子不是罪魁禍首，檢查一下床墊。泡綿床墊以能夠吸收熱量聞名，在最初的幾個小時，泡綿床墊其實可以幫助身體降溫，但之後會將熱量反射回身體，讓你保持溫暖。

調高或調低聲音

在許多城市，外界噪音和警笛聲使人難以入睡，用三層中空玻璃窗會有很好的隔音效果。多年來，我們已經適應臥室裡的風扇，讓風扇運轉聲壓低或阻擋其他可能干擾睡眠的微小噪音。更現代的方法是使用白噪音助眠機（或除噪應用程式），這些設備利用噪音對抗噪音，來幫助入睡和保持睡眠──用機器建立一道隔音牆，保護你免受在睡眠期間干擾大腦的噪音。（譯註：白噪音（white-noise）是一種「嗡嗡嗡」的規律聲音，由於能夠掩蓋環境中大部分的聲音，讓淺眠的人比較不會受到干擾，改善睡眠品質，許多人都會利用它來幫助睡眠。）

事實上有些人覺得聲音有舒緩作用，可以幫助他們入睡。不妨在入睡時，將收音機或手機設定幾分鐘的時間，以低音量播放輕鬆的音樂助眠。

有些人可能和我一樣，即使是很小的聲音（例如空調噪音或伴侶打鼾）也會被吵醒。這就是耳塞的用處。旅行時，我總是隨身攜帶耳塞。然而，並非所有的耳塞都是一樣的，有些很軟、有些很硬，有些是矽膠、有些像海綿，你可能需要嘗試一下才能找到最舒適的，看看哪一個適合你的耳朵，早上起床才不會覺得耳道疼痛。一旦找到合適的耳塞後，你會立刻享受到更香甜的睡眠，差別真的很大！

> **年齡不是藉口，每個人都可以有更好的睡眠**
>
> 我們並不是天生就會因年齡增長而減少睡眠需求，只是隨著年紀變大，對於喚醒我們的各種因素，變得更加敏感。不妨試試本章所建議的助眠技巧，確實會有幫助。例如，我過去只睡6小時，採用這些技巧之後，如今我即使在旅行途中，也可以輕鬆睡足7、7.5、有時甚至8小時。

打鼾會影響睡眠嗎？

打鼾可能是許多情景喜劇的笑柄，但這問題可是一點都不好笑。成年人長胖了一點、或呼吸道周圍的肌肉組織變弱時，可能就會打鼾。這兩種情況都會造成睡眠時氣管受阻塞，出現打鼾現象。

打鼾在兒童當中很少見，但如果是因為生病或過敏造成鼻塞時就很可能會發生。常常鼻塞的孩子和成年人，晚上睡覺時都會透過嘴巴呼吸，容易造成打鼾。用嘴巴呼吸會使進入大腦的氧氣量減少，使大腦處於缺氧或低氧狀態，也會使癡呆症和大腦相關的各種疾病（如記憶力減退）罹患機率增高。

停止打鼾的妙招：

治療打鼾最簡單、最不具侵入性的方法是，試著使用溫和的鹽水噴霧或淨鼻器，這些都有助於清潔和舒緩鼻塞。鹽水噴霧對於成年人和兒童都是安全的，可以每天使用。

第二個簡單的方法是，使用能夠保持鼻子通暢的睡眠輔助器。有兩種主要類型：一種是幫助撐開鼻翼，如鼻舒樂（Breathe Right）的呼吸輔助貼片；另一種是保持呼吸道暢通的夾鼻器。這些不僅可以使鼻子整夜暢通，也會讓你吸進更多氧氣，改善睡眠品質。有時候，如果我工作一整天之後覺得很累，下班開車回家時，我真的會用鼻舒樂呼吸輔助貼片，因為我知道造成疲倦的主因之一是，大腦在白天沒有得到足夠的氧氣（因為我有慢性鼻塞的問題）。在下班回家那30分鐘的途中，我得到充分的氧氣，所以回到家時，我又精力充沛了。

嘗試了這些非處方藥的療法之後，如果打鼾還是沒有改善，請諮詢耳鼻喉科醫生（ENT）或胸腔科睡眠專科醫生。

睡眠呼吸暫停是嚴重問題

阻塞性睡眠呼吸暫停（OSA）是造成睡眠不足的主要原因之一。當鼻腔或喉嚨遭到堵塞或阻礙、或是夜間舌頭鬆軟造成呼吸道部分或完全阻塞時，就會發生阻塞性睡眠呼吸暫停。呼吸阻塞剝奪了大腦和身體的氧氣，會引起身體自動發出警訊，喚醒你的知覺，讓你再次呼吸，整個過程可能發生在你無意識的狀況下。這些不適可能持續整夜，但患有睡眠呼吸暫停的人通常卻一無所知，只是會在早上醒來時，還是覺得精神不濟。其他微小的徵兆包括醒來後嘴巴乾燥、或半夜一直上廁所。

有些患有睡眠呼吸暫停的人會打鼾，但並非所有會打鼾的人都患有睡眠呼吸暫停。要確定你是否患有這種症狀，你的伴侶可能是最適合的偵測者，如果觀察到你在夜間屏住呼吸，你可能患有這個症狀。

睡眠呼吸暫停不僅影響睡眠品質，也會影響大腦健康。例如，認知能力、記憶力、注意力和視覺能力不足，這都經常伴隨睡眠呼吸暫停發生。這也是心臟病和中風的主要危險因素，有多達三分之二的潛在睡眠呼吸暫停者患有高血壓[17]。

　　睡眠研究可以幫助你確定是否患有睡眠呼吸暫停。標準治療方法是由醫生開立所謂CPAP持續性正壓呼吸器（continuous positive airway pressure）設備；醫務人員會指導你如何使用機器，戴上連接到機器上的口鼻面罩，可以確保空氣持續供應，還有其他設備和應用程式可以監控你的氧氣攝入量。

睡眠藥物

　　睡眠藥物雖然有效，但從未經過連續六個月以上的測試。目前還不知道大多數睡眠藥物有什麼長期益處或不良副作用，如果你想請醫生開處方，請考慮這一點。

　　睡眠藥物分為兩類。第一種可以提高你的入睡能力，例如Ambien（zolpidem）、Lunesta（eszopiclone）和Restoril（temazepam）。如果你真需要這種藥物，請先考慮嘗試褪黑激素補充劑，幫助減少上床到入睡的時間[18]。

　　第二種藥物是針對那些睡不安穩或整夜醒來太多次的人，例如Silenor（doxepin），可以幫助睡眠片斷的人一覺到天亮，但有一些藥性實在太強，以至於服用者早上還是有嗜睡和腦筋混沌的症狀。這些藥物可以幫助你入睡，卻無法讓你清醒。

　　睡眠藥物不是解決睡眠問題的長久之計；一旦習慣它們之後，大腦就會依靠藥物來幫助入睡。如果你經常服用、或是長時間服用安眠藥，可能需要長達兩週的時間才能試著不靠藥物入睡。睡眠藥物有很多不良副作用，包括頭暈目眩、頭痛、胃腸道問題、白天長時間嗜睡、嚴重的過敏反應，以及白天的記憶和表現問題。更重要的是，目前並沒有縱向（長期）六個月以上的研究能夠證明睡眠藥物的有效性。

我的建議是，如果你真的認為自己需要睡眠藥物，請先嘗試使用優質的褪黑激素補充劑。

褪黑激素補充劑

早有醫學研究證明褪黑激素補充劑能促進睡眠作用。我們需要褪黑激素幫助入睡，人體會自行分泌，但隨著年齡的增長，松果體在夜間分泌褪黑激素的量會減少。六十歲的人分泌的褪黑激素是十歲孩子的一半至三分之一。因此，如果你不容易入睡，或許可以服用藥物來增加每晚褪黑激素分泌。

試著在睡覺前2至3小時服用褪黑激素補充劑。但是，要注意褪黑激素會干擾血糖調節，飯後血糖會自然升高，至少需要1小時以上才能恢復到正常濃度。飯後立刻服用褪黑激素會讓血糖下降到正常濃度的速度減慢。因此，在進餐後不宜立即服用褪黑激素，飯後至少等待1、2個小時，褪黑激素補充劑才不會干擾你的血糖調節。

褪黑激素自然分泌，正常是在平時就寢時間前2至4小時開始上升。如果你的情況不是如此，那麼服用褪黑激素的最佳時間就是在睡前2小時。這代表如果你打算在晚上十點左右上床睡覺，請在六點享用晚餐，在八點服用褪黑激素。

褪黑激素的有效劑量似乎因人而異。有些人非常敏感，僅一毫克的小劑量可能就夠了，也有一些人需要五毫克才能獲得良好的睡眠。

從日常生活習慣改善睡眠品質

1. 當你無法入睡或在半夜醒來時，千萬別看手錶、時鐘、手機，因為這些設備發出的光會觸發你的黑視素。半夜什麼時候醒來，其實並不重要，開始擔心睡眠不足也無濟於事。如果你需要調鬧鐘在特定時間醒來，沒關係，調好之後就把它蓋住，以免那些燈光干擾你的睡眠。

2. 不要在上床之前製造壓力，也不要擔心第二天早上會遲到，鬧鐘的用途就在這。依賴鬧鐘並不是一個好辦法，但是當你致力於改善晝夜節律時，它對你的生活還是有用的。與其擔心你早上會睡過頭，不如嘗試深呼吸、放鬆身心。

3. 不要對昨晚的睡眠狀況感到壓力，也不要擔心又會睡不好。你可以控制自己的睡眠，遵循我們在本章所提出的建議，每晚的睡眠可能就會日益改善。

4. 不要對你目前的睡眠時數感到壓力。如果你第二天起床後感覺狀態還不錯，或許你並不需要像別人一樣睡那麼多。但是，如果你一大早覺得沒休息夠，或是傍晚感到困倦，不妨嘗試本章的技巧。

5. 臥室除了睡覺以外，不要有其他用途，別把臥室當成書房、客廳或家庭影院。

最佳的起床方式

起床方式是否有改進的空間？

1. 想要一早醒來活力充沛，最好的辦法就是早睡，保持充足的睡眠。

2. 醒來後立即接觸明亮的光線，打開窗簾或天花板吊燈、儘可能靠近窗戶。

3. 早上散步一下，5到15分鐘，巡視植物、在後院和狗一起玩耍、清理一下車子的灰塵，從事任何會讓你走出戶外、沉浸在明亮日光下的活動。

4. 盡量每天固定在同一時間醒來。如果你在週末晚了2小時才起床，很明顯代表你一週以來從沒有充足的睡眠。

為搭機旅行做好準備

當你在三萬呎的高空飛行時，機艙的壓力僅為一萬五千呎。這代表你好像在一萬五千呎的高山上度過飛行時間，難怪你會頭疼、頭昏腦脹、呼吸微弱、而且在飛機上睡不著覺，這是缺氧帶來問題。同樣的，呼吸輔助器在此也能派上用場，能夠舒通鼻塞，讓我們比旁邊人呼吸的空氣量至少多了20％至50％（和更多的氧氣）。當我們到達目的地時，還可以減少飛行的疲勞和時差。將飛行時間視為睡覺的好機會，與其看電視不如戴上眼罩、塞入耳塞、嘗試入睡。在飛機上用餐時，如果供餐時間與你的正常進食模式不符，不妨略過飛機上的食物。飛機餐對於身體晝夜節律不見得是健康的，而且肯定會讓你無法入睡。

限時進食：調節生理時鐘也能控制體態

第5章

所有的營養科學都基於兩個實驗，第一個證明限制熱量的概念：如果我們少吃東西，體重就會減輕，也會更健康。這項實驗在二十世紀初期完成，從那時起，人們一直在斤斤計較自己攝取的卡路里[1,2]。

第二個實驗是支持「健康飲食」的概念（事實上，有超過一萬一千個研究採用這個模型）。實驗讓一對基因相同的老鼠接受兩種不同的飲食，一種是健康平衡飲食，含碳水化合物、少糖、蛋白質和脂肪；另一種則是高脂肪和高糖。幾週之後（相當於人類數月或數年），攝取高脂／高糖飲食的老鼠變得肥胖，幾乎患有糖尿病、血液中脂肪含量高、膽固醇達高危險濃度。此一發現讓人們意識到，食物的品質（營養成分）對健康十分重要。

同一實驗的各種變量研究也在持續進行，檢視各種提供能量的營養素（macronutrients，或稱常量營養素，如蛋白質、碳水化合物、或脂肪）和微量營養素（micronutrients，如抗氧化劑、維生素、礦物質等）。這種研究促成當前「吃這個比較好、不要吃那個」的思維。然而，這些研究最終都沒證明哪種食物最適合所有人。事實上，最適合你的飲食是多種能量營養素和微量營養素的均衡組合，適量攝取，能夠使你有飽足感，又不致於增加體重。然而，「均衡」的定義備受爭議，對於運動員、準媽媽、青少年、健美運動員，又或者糖尿病患者而言，最佳均衡定義可能因人而異。

我們已經知道，沒有正常生理時鐘的老鼠容易患肥胖症、糖尿病、和許多普遍發生在高脂飲食老鼠身上的相同疾病。更重要的是，不良飲食正是打破老鼠飢餓感和飽足感生理時鐘的關鍵因素[3]。不健康的老鼠會在睡覺前繼續進食，也會睡到一半醒來吃零食。我們想探討，老鼠的疾病有多少是不良的飲食內容所造成，又有多少是因為不良的進食習慣。因此，在2012年，我們提出一個非常簡單的問題：「有多少疾病是因為飲食不良，而多少疾病是放任進食所致？」

我們對基因相同的老鼠進行實驗，主要著重在限制進食的時間，竟得到驚人的結果。我們確認了一個概念，不只牽涉到食量多寡和飲食內容，「吃的時間」也同樣重要，這尤其還影響了長期、積極的健康結果。我們取了同一父母所生、在同一個家庭長大、基因相同的兩組老鼠做實驗，讓一組老鼠隨時攝取高脂肪飲食，而另一組老鼠的食物內容份量相同，但必須在8小時內進食完畢。進食窗口較小的老鼠，很快學會吃完與放任進食老鼠相同份量的食物。換句話說，全天候進食的老鼠少量多餐，分散在白天和晚上，而遵循8小時進食窗口的老鼠，則在這個時段之內攝取單餐份量較多、但總量相同的卡路里。

更重要的是，在前12週的研究中，兩組老鼠都按照高脂肪／高糖飲食攝取等量的卡路里，這種飲食在其他一萬一千多篇出版物中，已經證明會引起嚴重的代謝疾病。然而，在8小時限時進食的老鼠當中，完全不受不良飲食常見的疾病危害。限時進食的老鼠體重沒有增加，血糖和膽固醇濃度也都正常。我們相信，縮短進食時段為消化系統提供足夠的時間發揮功能，而不會受到新攝取食物的干擾，並且有充足的時間進行修復和恢復活力，有助於腸道中健康細菌的生長。受到限制的餵食期與老鼠的自然晝夜節律相吻合，這就是牠們能夠減肥並保持健康的原因。只要老鼠堅持新的飲食計畫，這種益處就會日復一日地延續一整年（有如人類幾年的生命）。事實上，健康益處遠大於治療相同疾病的藥物功效。注意，我們沒有改變飲食內容，也沒有減少卡路里，而是限時進食發揮了神奇的作用。

後來，我們分別對9、10和12小時的進食窗口進行相同的實驗，發現總體上有類似的好處。看來，老鼠每天進食15小時或更長時間時，身體反應會像不斷進食一樣。飲食時間長達15小時的老鼠不太健康，而限時8、9、10或12個小時的老鼠會比較健康。我們每週有系統地檢查老鼠的健康狀況，監測幾種激素，甚至腸道微生物的變化。在兩萬兩千個基因當中，我們測試哪些基因會在一天不同時間、在不同器官中開啟和關閉。這些實驗歷時多年，研究結果已發表於同儕審查的科學期刊[4,5,6]。目前，世界各地的許多實驗室也在複製進行。

研究人員隨後進行了另一項實驗，將最初的熱量限制研究與我們的時鐘研究相結合[7]。他們想測試低熱量飲食是否不管進食時間如何，都同樣有效。首先，他們在睡前給老鼠低熱量的食物，結果發現並沒有減肥的成效。但是，當他們在老鼠一醒來時餵食等量的食物，老鼠的體重卻減輕了，而這個飲食模式也與老鼠的晝夜節律一致。

我們在人體研究中也看到了類似的結果。例如，一群哈佛大學的科學家和西班牙的減重營養學家發現，長時間分散熱量的人（亦即所攝取的熱量相同，但吃到深夜），體重並沒有減輕多少。但是，白天吃大餐而晚上不吃東西的人，體重真的減輕很多[8]。這就代表，無論你遵循哪種限制熱量的飲食，正確的進食時間比吃什麼類型的食物都還重要。

進食切忌晝夜不分

睡眠模式最好不要像輪班工人那樣。同樣的，我們的實驗證明，進食不要晝夜不分也會讓身體更健康。我們的大腦時鐘對光最敏感，但是腸道、肝臟、心臟和腎臟的時鐘卻是對食物「最有感」。因此，就像初見曙光會重設大腦時鐘、指示早晨來到一樣，每天的第一口食物或咖啡，也會指示腸道、肝臟、心臟和腎臟等時鐘開始新的一天。如果我們的進食習慣太過隨意，生理時鐘就會變得很混亂。

2015年，我們進行了一項研究，目的在了解人們真正的進食時間。我們請一百五十六位參與者，利用手機和myCircadianClock應用程式，記錄下自己的每一頓飯、零食和飲料。我們發現，50％的參與者每天吃東西的時間都長達15小時或以上[9]，這代表他們清醒的時間幾乎都在吃東西。與週間的飲食方式相比，25％的參與者週末的早餐都延後2個小時。即使只是一頓早餐的時間改變，也會造成他們晝夜節律紊亂，有如真正的輪班工人，或是生活在兩個不同的時區：一個在週間，一個在週末。但更有趣的是，當我們詢問所有參與者個人的進食時間，他們幾乎都認為自己的進食窗口屬於12小時型。他們沒有把早上喝的咖啡加奶精、或晚餐後的最後一杯葡萄酒、少量的洋芋片或堅果算進去。

然後，我們要求十位參與者，飲食時間超過14小時或以上、而且已經超重（BMI身高體重指數超過25標準值）的人，每天改採10小時進食窗口用餐，包括飲料和零食等所有的食物。除此之外，沒有再給他們任何關於飲食內容、份量、或進食頻率的指示。參與者再次記錄自己的飲食，並透過應用程式回傳。我們蒐集資料分析之後，發現驚人的結果：所有參與者在短短四個月內平均減掉了總體重的4％。他們吃的食物沒有任何限制，體重卻都減輕了，同時也回報說晚上睡得更好、白天精力充沛、飢餓感減少。目前，也有其他研究人員跟進探討限時進食對人類的好處。顯然，TRE使這些參與者重新調整了白身的晝夜節律。[10,11,12,13]

　　我們的研究強調這種飲食計畫最重要的目標之一就是：使你的飲食習慣配合自己的生理時鐘。一開始先建立12小時進食窗口，持續一、兩個星期，然後再嘗試每週將進食時段遞減1個小時。這麼做是因為最佳的進食窗口是在8到11小時之間。12小時的進食窗口對健康的好處，縮短到11小時會增加1倍，縮短到10小時之後再增加1倍，以此類推，直到達成8小時窗口。對於我們許多人來說，在8小時或更短的時間內進食，只有幾天或許還辦得到，要連續維持幾個月或幾年相對很難達成。12小時窗口的研究成果令人印象深刻，但縮短進食窗口（至8小時或以下）得到的健康益處更是顯著。

　　限時進食絕對跟計算卡路里無關，只是讓你對吃東西的時間更有紀律。我們發現，在8、9小時內進食可以達到最佳的減重效果，你可以維持這種進食模式直到獲得自己滿意的結果。身體大部分的脂肪燃燒發生在吃完最後一頓飯後6到8小時，而在禁食12個小時後幾乎成倍增加，因此禁食只要超過12小時以上對減重都是非常有益的。一旦達到理想的減重成效後，你可以返回11或12小時的窗口，並維持體重不變。當然，在開始任何新的飲食計畫之前，請先與醫生討論。

限時進食的標準作息

　　首先，設定理想的早餐時間。吃早餐或喝下第一口咖啡或茶的那一刻，就是進食窗口的起始點。一旦設定了早餐時間後，請堅持下去。如果早餐從早上八點開始，晚餐就必須在晚上八點之前結束。我們發現早餐越早吃越健康，原因是胰島素反應在上午時段比較好，在深夜最差。此外，如果你提早開始吃，也可能提早結束進食，或者至少在睡前2至3小時就結束。這一點很重要，因為褪黑激素分泌會在你平常的睡眠時間前2至4小時開始升高。必須在褪黑激素開始升高之前完成飲食，才能避免它對血糖的干擾作用。

夜間禁食的最後幾個小時非常重要。想像一下，你正在打掃房子，將裝滿的垃圾袋放在前門旁邊，突然間一陣風吹過，翻倒了垃圾袋，一切努力前功盡棄。如果你早上吃得比平時早，就會像這種情況。如果身體沒有預期大量食物湧入，那麼整夜淨化身體系統的努力都是徒勞無功的。如果進食窗口是12小時的話，這一點尤其重要，若是較短的8到10小時窗口，那麼早餐偶爾比平時早一點吃，倒是不會造成太大影響。

在前兩週，你可以在進食窗口內吃任何想吃的東西，但是在第一口和最後一口食物之間，最好遵循固定的用餐時間。你可能會發現，當你的進食窗口調整到8至10小時之後，早晨起床時，身體的新陳代謝和飢餓感會讓你早餐想吃更多東西。早上（或晚上）刷牙不會破壞你的TRE，牙膏不算食物。

早餐是打破整夜禁食的第一餐，如果早上覺得很餓，不要感到驚訝，早餐多吃一點沒有關係，尤其如果吃的是健康食物的話。早上不妨增加纖維和蛋白質的攝入量，一頓豐盛的早餐會讓你的胃有好幾個小時的飽足感。我最喜歡的早餐是燕麥片、乳酪、杏仁粉（我自己用咖啡研磨機將杏仁碾碎）和乾蔓越莓的混合物。我經常旅行，這是很適合旅途中吃的簡易早餐。

均衡的早餐是最理想的，包含複合碳水化合物或纖維、精益蛋白質和健康脂肪。富含纖維的食物通常是低血糖的選擇，有助於控制全天的血糖。在一大清早攝入蛋白質會觸發適量的胃酸分泌，因此，若要避免晚餐豐富的蛋白質刺激過多胃酸分泌，不妨改在早上攝取更多的蛋白質，就可以減少夜間胃灼熱和睡眠不佳的機會。這樣的安排事實上會讓身體系統有更長的時間消化食物，也會讓你在數小時內維持飽足感，不會覺得餓，也就不太可能會一直想吃餅乾、甜甜圈和其他零食。

如果你早餐吃得夠豐富，大概在4到6小時之內都還會覺得有飽足感。因此，如果早餐是上午八點，你可能會在下午一點左右才覺得有點餓。我發現午餐吃沙拉或喝湯可以提供巨大的能量，幫助我度過一天，而且因為很輕淡，所以通常不會有飽餐一頓後昏昏欲睡的感覺。我可以一直維持到和家人一起共進晚餐。

早餐之後，晚餐是保持晝夜節律很關鍵的第二餐，因為代表進食即將結束。一旦身體感覺不會再有食物進來，就會慢慢過渡到修復和再生的模式。你不想在一天結束時犧牲家庭時間，不妨和家人一起共進晚餐，享受一段有意義的時光。我們的研究更顯示，遵循TRE的人通常不會有過去晚餐時那種極度的饑餓感。久而久之，他們還能減少飲食份量。

在我的家庭，我們傾向於吃傳統的蛋白質和蔬菜晚餐，用健康的脂肪烹調。晚餐時我們不會吃太多單一碳水化合物，因為身體的葡萄糖控制能力在晚上較弱，而這些碳水化合物會被儲存成為身體脂肪（更多相關內容參見第十章）。晚餐後，千萬不要躺下或立刻睡覺。在最後一口飲食和上床睡覺之間，至少要給自己3至4小時的時間，幫助消化和改善睡眠。

你可能會發現，身體系統在二到四週內已經非常適應新的進食時間，因此在目標晚餐時間過後不會再感到飢餓。更令人驚訝的是，據已遵循TRE一段時間的人回報說，如果他們晚餐晚於目標時間，或者在深夜多喝一杯或吃點東西，他們會覺得食物只是停滯在肚子裡，好像晚上胃已經打烊了，直到早上才會恢復運作。這也是我們常說的「食物殘留」（food hangover）。

晚餐飲酒

如果你想要喝杯雞尾酒、啤酒或葡萄酒，請在晚餐前或隨餐時喝。如果你在晚飯後喝酒精飲料，等於是延遲一天最後一口的進餐時間，哪怕只是一小口！

人的身體一整天需要大量水分，特別是在空調辦公大樓等乾燥環境的工作者。水合作用具有晝夜節律特性，白天我們特別容易感到口渴，因為身體需要水分來消化和處理營養物質，為血液製造新的基礎元件並排毒。最好每隔1、2個小時喝一杯水，下午身體才能保持水分和充滿活力。

晚餐後喝水不會影響你的進食窗口。如果你在半夜醒來感到口渴，不妨去喝杯水。我發現如果我不喝水更容易睡不著，一喝了水，反而可能立即回到睡眠狀態。

許多健康書籍都宣傳喝水的好處，但事實上，將近25％的人除了咖啡以外，沒有喝任何水。我不認為咖啡算是水分，因為它本身含有咖啡因，會使我們脫水，也會抑制睡眠。但是不含咖啡因的花草茶應該可以算是水分攝取。有些人喜歡睡前喝杯花草茶，只要其中不含咖啡因、甜味劑或牛奶，都是可以接受的選擇。茶其實含有大量的咖啡因（和我們提神的咖啡成分相同），而許多花草茶都含有咖啡因。幾乎每個星期都有新品牌的「草本植物」茶上市，很難判斷是否含有會讓人睡不著的咖啡因、或任何會讓人保持清醒的化學物質。因此，我個人在晚餐後除了水之外不會再喝任何飲料。

白天吃零食無妨，但晚上切忌

　　白天吃零食沒關係，只要你選擇健康的食物，偶爾吃一吃生日蛋糕或餅乾都無妨。到了晚上，可以吃一點飯後甜點。但是，一旦你開始做出更好的食物選擇，如果味蕾改變了，也不要感到驚訝，你會慢慢發現自己不再愛吃太甜或太鹹的食物了。

　　晚餐吃完、廚房清理乾淨之後，晚上的進食就結束了。睡覺前你可能會感到飢餓，尤其是在執行8到10小時的進食窗口時。經歷這些飢餓感是很正常的，你甚至可能半夜睡到一半被餓醒。喝一杯水，努力熬過這一關，等到身體適應新的節奏之後，深夜的飢餓感就會消失。

　　到目前為止，深夜進食是最糟糕的選擇，它將完全抵消你一天中努力獲得的任何好處。首先，深夜吃零食會擾亂消化系統的時鐘，重新激發腸道、肝臟及全身的新陳代謝。也就是說，正當身體應該要減速、冷卻並準備入睡時，你其實又把身體喚醒了。雖然大腦發送了飢餓信號，但身體器官根本還沒有準備好處理食物。

　　第二個問題是，由於腸道並不準備消化食物，因此食物不會像白天那樣快速通過消化系統。當食物進入胃時，會分泌胃酸來消化食物，但是，如果食物不移動，就會引起胃酸逆流，尤其是當你試圖躺下睡覺時。

夜間飢餓和胃痙攣

胃痙攣，特別是在半夜時經歷的，可能是由於腸道內部的電活動異常所引起的。白天，腸道中的電活動（就像肌肉抽搐一樣）有助於使食物通過腸道。研究證明，這個過程有晝夜節律性，現在普遍認為，胃痙攣和消化不良的人其實是因為電活動受到干擾，只要任何一點改變，就可能將食物朝錯誤的方向運送，因而造成疼痛或痙攣。一般來說，腸道的活動在晚上速度會變慢，因此，當你在深夜進食，食物會緩慢移動、或移動方向錯誤而導致胃部不適，這種情況很常見。事實上，胃酸逆流治療藥物是全美十大暢銷藥物之一，光是2004年就開出了六千四百多萬張處方[14]。

堅持規律的飲食

史蒂夫‧斯威夫特（Steve Swift）於2012年聽說我們的老鼠實驗研究，便與我聯繫，看看我們是否也進行同樣的人體實驗。那時我們才剛開始考慮進行一項人體實驗（直到2015年才完成），所以史蒂夫決定參與，正如他所說，「我唯一能貢獻的就是我自己的身體」。

從那天起，史蒂夫堅持這種嚴格的飲食計畫。一年多後，史蒂夫再度回到我的實驗室。在十五個月內他減掉了72磅（約32公斤），幾乎是他原來體重的三分之一！根據BMI量表，他的身體脂肪從嚴重肥胖變回正常水準。

史蒂夫的限時進食作息非常簡單，他每天早上六點四十分醒來，七點左右吃早餐。8個小時後，他停止進食直到第二天。他告訴我：「任何愛吃的東西幾乎都可以吃！我午飯時經常吃三個布丁，但除此之外，我確實會在飲食中設法保持一些均衡。」

史蒂夫告訴我們，規律飲食絕對沒有副作用。他的確會在上床睡覺之前就肚子餓了，但正如他所說，「不再貪吃，對食物沒有特別的欲望。也因為不再忙著吃東西，我每天多了大約1小時的空閒時間」。我告訴史蒂夫，我也聽過其他人有類似的回饋。許多人告訴我，他們喜歡晚上精力充沛的感覺，也充分利用這段時間和家人共度。

史蒂夫也體驗到其他的好處。他告訴我，膝蓋疼痛的毛病已經好幾個月了，如今疼痛沒有以前那麼嚴重，給他添的麻煩也少了。我告訴他，

週末也應維持平時週間的作息

在第三章中填寫的調查表，使你大致了解自己目前的飲食習慣。我們發現大多數人都沒有意識到，自己每天進食時間都超過12小時。其他人在週間都表現得很好，但到了週末，作息時間就亂七八糟了。這種模式不能算是「偶爾的」違規，比方說，假如你每週有三次超出12小時進食窗口，那就代表你沒有遵守TRE。

請記住，每次進餐時，整個消化時鐘就會被啟動。食物一旦進入身體系統，就必須被消化、吸收、分類和代謝，廢棄物必須被送到腎臟和下腸道。當你超過限時進食窗口吃東西時，即使只是一小口零食，幾乎所有消化器官都必須從晝夜週期的休息和修復階段中醒來，對食物進行消化和處理。消化器官一經啟動，需要幾個小時才能恢復到休息和修復模式。第二天，當你按照平常時間吃早餐時，即使器官前一天晚上沒有充份休息，也得再度開工處理早餐。

當你在不同的日子改變進食窗口時，就會發生這種情況，身體的新陳代謝時鐘會自動受到影響，就好像你一週內跨兩個時區旅行一樣。

這主要是因為體重下降，以及全身發炎症狀減輕了。他還告訴我，他的記憶力也有改善，在遵循TRE之前，他知道自己老記不住電話號碼、郵遞區號、日期等細節，總是不得不寫下來。現在，他不再需要隨身攜帶記有這些數字的筆記本了。

史蒂夫也說，因為體重減輕了，他更有動力重新開始跑步。他現在每天可以跑六英里半，而且更常騎自行車而不是開車。也就是說，好習慣會促成更多的好習慣。

常見問題

1. TRE適合所有人嗎？

當然！限時進食的優點在於它是所有健康的基礎。不管是什麼地區、文化或料理，我們的祖先都可以在10到12小時的時段內完成所有進食，你也可以。而且，當你和家人一起遵循這個飲食計畫時，你們等於同步執行單一晝夜節律。

五歲以下的孩童可以遵循12小時的TRE，你會發現這可以幫助他們維持更好的健康、更好的睡眠，同時避免兒童肥胖問題。中學生和高中生也可以遵循12小時TRE。患有高脂血症、抑鬱症、高血壓、焦慮症或任何其他慢性疾病的成年人，也都可以嘗試12小時的TRE，但若想嘗試更長的禁食期，請先諮詢醫生。

記住，限時進食並不是節食。節食是人們想快速減肥或解決健康問題的一種方法，而TRE卻是人一生都該遵循的一種「生活方式」，幾乎就像刷牙和清牙垢一樣，簡單的例行公事卻是重要的。但是，你還是需要定期去看牙醫徹底清潔牙齒。同樣的，你可能也想嘗試TRE較短的進食時段，例如，如果你想減輕體重或改善消化，不妨每隔一週改採8小時進食。

將8小時TRE視為度假餐

8小時的TRE讓我聯想到感恩節，在傍晚享用一頓美食大餐之後，就一直覺得肚子很撐。在感恩節大餐之後，你是否還吃得下任何食物？如果是的話，就是從舒適的飽足感變成暴飲暴食了。

2.我可以選擇任何12小時的時段嗎？

　　有遵循TRE的時間表總比沒有任何時間表要好。但是，正如我們前文討論過的，每天早一點開啟進食窗口會帶來更大的好處。雖然還未經證實，但是光照可能對人體新陳代謝有一定的影響。例如一項研究發現，延遲晚餐時間的人，其減重成效不如早吃晚餐的人[15]。

　　我們確實知道，褪黑激素分泌在晚上開始升高，幫助大腦準備入睡。褪黑激素似乎也減慢了我們的新陳代謝，同時影響分泌胰島素的胰腺，這可能是要確保胰臟睡眠休息的一種機制，因為數百萬年來，沒人在深夜進食，因此胰臟沒有必要整晚全力運轉。

　　當你在傍晚褪黑激素分泌開始升高之際進食，食物會觸發胰島素開始反應。胰島素有助於肝臟和肌肉吸收血液中的葡萄糖，以免血糖升得過高，但是到了晚上，由於胰島素的生產速度減慢，無法吸收食物中所有的葡萄糖，將使血糖濃度長時間居高不下。同時，身體可能會把血液中多餘的糖儲存成脂肪，而不是將它轉為能量。

3.我可以將TRE與其他飲食法結合嗎？

可以！如果你遵循任何節食方法（原始人飲食法、阿特金斯飲食法、生酮飲食等）已經有良好的成效，那麼你可以搭配較短的進食窗口。事實上，TRE可能會強化其中一些飲食法的益處。例如，目前已經看到將嚴格的6至8小時TRE與高蛋白生酮飲食相互配合的出色結果。最終，透過增加時間限制和最佳時機可以提高熱量控制的效果。

4.我可以結合TRE和間歇性禁食（5：2斷食法）或模擬禁食方案（fasting-mimicking diet）嗎？

每月禁食一天有助於身體排毒，我鼓勵你這麼做。你可以輕鬆將TRE與5：2斷食法結合起來，亦即每週五天的常規飲食和二天的限制進食。在可進食的日子裡，將飲食集中在12小時以內。你可能會發現，一旦達到減肥目標，從5：2斷食法過渡到TRE會是不錯的選擇。

5.有什麼缺點或潛在風險嗎？

有些人可能無法忍受12個小時禁食。我不是指他們的胃會發牢騷，肚子餓了咕嚕咕嚕叫，代表胃是空的，可以準備開工了。這也代表原本消耗現成熱量的身體，轉向利用儲存的熱量。然而，如果你在12個小時禁食後感到頭昏或暈眩，請立刻中斷這個飲食計畫，並諮詢醫生。

有時人們承受的挑戰過於激烈，例如從16小時進餐時間轉變成僅8小時的限時進食，或是同時嘗試計算熱量又限制進食時段，這種組合可能會對身體造成很大的負擔，特別是如果不習慣卡路里攝取量很低的人。我建議不妨從12小時的進食窗口開始嘗試，而飲食內容或份量也不要改變過多。兩、三週之後，再試著縮短進食窗口或改善飲食。

6.潛在的干擾因素是什麼？

我們發現，限時進食計畫有個六週障礙得跨越，這是關鍵時期。六週後，你的體重可能開始產生變化，或者沒有變化。如果看不到預期的結果，你可能會感到失望或灰心。然而，這個時間正好也是潛在好處開始之時。這些好處無法用天秤衡量，但可見於睡眠品質改善、全身性發炎減少、運動協調或全身活力提升。

如果你是自己遵循TRE計畫，而還沒有看到真正的成效，很可能會想半途而廢。但是，我們知道自己經常採納身邊朋友的生活方式，因此訣竅就是，一旦你看到一些好處，就開始談論TRE，並試著說服和你一起吃喝玩樂的朋友和家人共同加入TRE計畫。談論你遵循TRE的好處會讓人注意到你的飲食習慣，如果他們注意到這些成果，更有可能會想自己也嘗試看看。

大多數人可以輕鬆適應12小時的TRE，還是可以和家人或朋友共享早餐，也絕對可以共進晚餐。如果你想進行10小時或更短的TRE，和別人一起吃飯的時間可能會變得有些棘手。但是，如果你可以執行幾個星期較短時數的TRE，然後再回到11或12小時的進食窗口，就不必對自己的生活方式做出劇烈的改變。較短的TRE更有利於減輕體重、減少脂肪量、改善情緒和耐力。有些人能夠連續數月或數年維持10小時的TRE或更短的時間。

7.藥物呢？

藥物不算是食物，應該按照醫生的指示服用，但是你可以留意服用藥物的時間。事實上，某些藥物在早晨或一天結束時服用效果更好。和你的醫生討論看看你當前的進食時間表是否有助於提升藥效。

8.咖啡呢？

喝咖啡是配合晝夜節律最困難的習慣之一，因為咖啡絕對會影響睡眠。如果你有喝濃咖啡的習慣，很可能代表你的睡眠狀況不佳。例如，如果一早醒來一定要喝一、兩杯咖啡才能保持清醒，就代表你晚上睡眠不足或休息不夠。

在最近的研究中，我們追蹤輪班工作的消防員和醫療護理人員的TRE模式，我們發現，如果這些人整夜沒睡、或是睡眠零散，他們通常把早上一杯咖啡當成「安全藥物」，讓他們開車回家時保持清醒狀態。然而，這種喝咖啡的方式最終會適得其反，因為這會讓他們在白天無法得到充分休息的睡眠。我們建議，不妨試試汽車共乘或搭乘大眾運輸工具，以便在白天可以睡得更好，第二天得以恢復精神，提高工作效率。

即使你早上只喝咖啡，不吃早餐，還是算打破整夜禁食的開端，因此請記住你的TRE窗口，想想什麼時候要喝咖啡，尤其是加了奶油或糖的時候。

一旦你沉迷於咖啡，接近傍晚的時候你可能會想再喝一點咖啡提神，第二輪很可能會干擾睡眠。咖啡可以在身體系統中停留長達10小時，因此，傳統觀念是盡量避免午後喝咖啡。如果你下午覺得精神不濟，很可能是因為脫水，不妨先喝一杯水，看看自己感覺如何。

9.我可以永遠遵循TRE嗎？

絕對可以！你可能不會想長期遵循8小時的TRE，但是，你可以輕鬆維持10到12小時的TRE，當成一種生活習慣，就能保持穩定的晝夜節律，罹患慢性疾病的機率也會降低！

10.我多久可以偷懶一次？

　　我真的不認為你可以欺騙TRE。但是，當你偏離正常軌道時，請立即重新恢復。你偶爾還是可以享受「休息日」，照常獲得TRE的好處。休息日雖然會擾亂你的晝夜節律，但是一週內固定五、六天限時進食總比整週隨機進食要好得多。

　　假設從星期一到星期五，你的生活作息很規律，但在星期六晚上和朋友一起出去玩，把整個節律計畫都搞砸了。不要驚慌！如果你星期六晚上的最後一口食物（或飲料）是晚上十一點，你還是可以在第二天重回正軌。事實上，你很可能不想按照平常時間吃早餐，聽從身體的需求，如果不覺得餓，就不要吃東西，等到終於餓了，再開始吃第一餐吧。如果第一餐接近中午，就把它當成是午餐，吃一頓均衡的午餐，然後試著讓晚餐時間回到正軌。如果你的目標是在晚上七點之前吃晚餐，就按照原計畫進行。

　　下次，考慮特價優惠時段，食物很便宜，也絕不會搞砸你的TRE ！

繪製進食進度

　　你可以利用下列表格追蹤你的TRE進度。在一個月的期間，寫下自己每天吃第一口和最後一口食物的時間，然後在第二天早晨記錄下當晚的睡眠時數。首先，請注意你的睡眠是否有所改善，以及這種改善與你的TRE有何相關。採用最嚴格的TRE是否能使你一夜好眠？還是只要12小時的限時進食就可以達到目的？

　　然後，追蹤你健康狀況的變化。你可能需要一週左右的時間，才能發現自己的健康、情緒或精力是否有所改善。你也可能會發現自己碰到了瓶頸，一直到快月底時才克服，這是我們在研究中發現非常普遍的一個模式。

　　複製第136頁的表格以便重複使用，或直接將數據輸入到一般日曆中。研究顯示，準確記錄自己的健康狀況是維持節律的最佳方法之一（更多相關內容請參閱第三章）。此外，你也可以在mycircadianclock.org註冊使用myCircadianClock應用程式。

失眠問題

　　克莉絲汀長期以來一直有睡眠問題。從小時候起，她就不曾體驗過晚上睡足7小時的滋味。她嘗試了所有的睡眠治療方案，包括控制光照、保持房間昏暗和白天做運動，但全都無濟於事。她嘗試了不同的藥物，也正在服用安眠藥幫助入睡，但藥物使她整天感到昏昏欲睡。經過六年的睡眠藥物治療之後，她想試試看TRE。

　　我們給克莉絲汀一個智慧手錶來測量她的活動和睡眠，請她放棄吃安眠藥，並開始執行8小時的TRE方案。第一週她說晚上會餓得睡不著覺，大多數人也會因此放棄，但克莉絲汀別無選擇。到了第八天，她終於發現自己真的睡得更好。一直到第二週結束時，她多年來第一次可以不用靠吃藥就睡足5到6個小時。她承認，下午六點以後很難遠離食物，尤其是必須與朋友或家人見面時，她確實會偶爾脫離限時進食窗口，和朋友一起享用小點心。但她相信現在除了藥物以外，還有其他方式可以改善睡眠品質。

適當的飲食

　　TRE需要一些規劃，這是不爭的事實。你不可能一天二十四小時都在吃東西，因此需要仔細計畫飲食，以免感到過度飢餓。同時，我無法預測你該從哪個時間點開始進行12小時的TRE。有些人喜歡吃早餐，需要靠早餐開始新的一天。有些人則要等到中午，才能輕鬆處理較短的TRE，只有你自己才能做出決定。在下一章中，你將了解大腦確實不需要早餐來提供「額外的能量」。因此，TRE完全取決於你。

　　為了獲得最佳的減重成效和整體健康，請維持均衡的飲食：充足的新鮮水果和蔬菜、精益蛋白質和健康脂肪。請記住，你不必斤斤計較卡路里，但也不要瘋狂吃甜甜圈或油炸的東西。以下列出你應該遠離的七種食物，將這些視為成功執行TRE的七條守則吧。

1. **不要喝汽水**，不管是有糖還是無糖的。喝全糖汽水會讓糖分以最快、最有效的速度流入體內，破壞血糖系統。汽水會讓人們過度攝取熱量。想減肥，無糖汽水不見得是比較健康的選擇，一般認為，無糖汽水會改變腸道的微生物組[16]，而人體正需要這些有益的細菌（詳情請參閱第九章）。

2. **不要喝預先包裝的果汁或蔬菜汁**，甚至於那些號稱是「100％純果汁」也不是好選擇，因為大多數都有添加防腐劑，會腐蝕腸道內壁，導致腸漏症（詳情請參閱第九章）。如果你一定要喝果汁或蔬菜汁，不妨自己動手做，並在當天喝完。

3. **不要吃麥片早餐**，除非每份含糖量少於5克。你不需要用糖來開始或結束你一天的生活。

4. **不要吃「蛋白精力棒」**或任何有水果風味的堅果棒，雖然受到鐵人三項運動員或體育明星的大力推銷，但這些都只是糖果棒。當中雖含有大量的蛋白質和纖維，但大多數都添加了防腐劑和糖。最好直接吃堅果，不要吃這種加工製成的。

5. **不要吃含玉米糖漿、果糖或蔗糖的加工食品**（50％的蔗糖是果糖）。要仔細閱讀產品標籤，從義大利麵醬到糖果棒都會看到這些成分。你要避免攝取，因為它們雖然被當成甜味劑，但人體仍無法辨識它們是糖，這些成分會欺騙你的血糖控制系統，以為血液中沒有糖，使其產生反應，因而導致血糖上升。這對每個人都是大問題，尤其是如果你已經被診斷是糖尿病前期或患有糖尿病。

6. **晚上不要吃黑巧克力／熱巧克力**。一塊5盎司黑巧克力的咖啡因含量，等於是一杯咖啡。如果你喜歡巧克力，不妨改吃牛奶巧克力，其咖啡因含量是黑巧克力的一半，但最好在午餐後立刻食用。

7. **不要吃商業加工的堅果黃油**。我和大家一樣都很愛吃花生醬。最好找只含有堅果成分的產品，任何添加糖或油的都不建議食用。

素食者需要慎選蛋白質

素食者經常吃扁豆做為蛋白質來源。但是，扁豆只含大約25％的蛋白質，以及將近65％的複合碳水化合物。因此，扁豆雖然是健康食品，也會讓你有飽足感，卻不是高蛋白的選擇。比較好的素食蛋白選擇是豆腐或新鮮的奶酪。

蛋白質的重要性

蛋白的食物含有重要的氨基酸，而氨基酸是產生各種酶和肌肉生長的基礎元素。所有動植物都需要氨基酸，正因為如此，氨基酸存在於所有食物來源中。植物可以透過陽光和水產生氨基酸，而動物（包括人類）只能生成少許，而必須從飲食中獲取額外的氨基酸。

　　你可以享用所有不同類型的優質蛋白質。蛋白質含量最高的食物包括動物肉、家禽、魚類、海鮮、豆類和豌豆、雞蛋、大豆、堅果和種子（完整清單如下所列）。綠葉蔬菜和乳製品也都含有蛋白質。動物肉是最豐富的蛋白質來源。

　　蛋白質有可能攝取過量嗎？是的。經驗法則是，你每天的蛋白質攝入量應為每磅體重約0.36克。因此，對於體重約為150磅（約68公斤）的人來說，每天大約需要2盎司的蛋白質。大多數人都在攝取大量的蛋白質。但是，蛋白質攝取過量（在數週或數月內超過每磅體重1克）對你的健康不利，這會加重身體的新陳代謝，使腎臟負擔太大，你絕對不會想靠兩個功能不正常的腎臟度過餘生。

　　蛋白質飲料聽起來像是保持肌肉質量的好主意，尤其是針對額外運動量的需求。但是，它們也可能添加很多你不會想攝取的成分，例如，為了好入口，一杯奶昔混合飲料可能含有15克蛋白質和10克的糖。如果你需要蛋白質飲料，不妨選擇不含糖的飲料。

選擇複合碳水化合物

　　最健康的碳水化合物存在於非澱粉類、綠葉蔬菜、水果和穀物中，其升糖指數（GI）較低。升糖指數是一個評估系統，用於衡量不同食物對身體血糖量的影響，高GI的碳水化合物會使血糖快速升高，引起大量的胰島素觸發身體儲存脂肪，但你會在數小時內又再次感到飢餓。反之，緩慢分解的低GI食物會降低食慾，如燕麥片和綠色蔬菜。這些低GI碳水化合物比較能保持血糖水平穩定和控制胰島素。低GI水果包括漿果類和柑橘類。

少吃或拒吃加工的單一碳水化合物，例如白麵包、義大利麵、白米飯、酥餅糕點、餅乾和蛋糕，改選擇同類的高纖維全麥產品。富含纖維的食物主要是碳水化合物，卻是不錯的食物選擇，因為身體無法消化纖維，在排泄時有助於清潔腸道。纖維可以幫助身體排毒，並為健康的腸道提供營養。豆類、漿果、綠葉蔬菜、藜麥和全穀物都是不錯的纖維來源。

> **最佳的米飯選擇**
>
> 我們家已經從傳統的（經過高度加工、具高升糖指數的）印度香米，改吃蒸穀米，這種米公認是複合碳水化合物，因為它很難消化，又有和糙米相同的健康成分，而糙米本身也是取代白米的不錯選擇。

健康脂肪的最佳來源

膳食脂肪是身體每個細胞不可或缺的基礎元素。人需要膳食脂肪來促進腦部發育，保持皮膚和頭髮的健康。脂肪還能幫助人體吸收重要的微量營養素，包括維生素A、D、E和K。最後，在飲食中添加脂肪會使我們感到飽足，不會那麼快就覺得肚子餓。

最健康的脂肪是全食物中的自然脂肪，與來自加工油的脂肪截然不同。飽和脂肪（如黃油）油脂很高、在室溫下能保持固態，但不代表不健康。而單元不飽和脂肪酸是最好的脂肪，在室溫下是液體或軟質，存在於橄欖油、鱷梨、堅果、種子和蛋黃等食物中。單元不飽和脂肪是地中海飲食的特色之一，一般公認可以使人保持健康苗條，也能提供身體能量。

在許多動植物食品中發現的多元不飽和脂肪酸，也是很好的脂肪來源。多元不飽和脂肪有兩種：Omega-3和Omega-6。Omega-3脂肪在保持健康方面扮演關鍵角色，也有助於控制和減少體內脂肪，這是因為Omega-3脂肪能夠增加血液流動，因此脂肪更容易輸送到刺激新陳代謝的地方。

天然的Omega-3脂肪存在於一些植物性食品中，例如亞麻籽，也存在於一些肉類中，例如鮭魚、蝦和雞蛋。

Omega-6脂肪在植物油中含量最高（如玉米、大豆和紅花油），它也是存在於雞肉、牛肉和豬肉中的多不飽和脂肪。由於平常吃的許多食物都含有Omega-6，因此一般的攝取量都足以滿足飲食需求。這兩種類型的脂肪都被視為「必需脂肪」，因為人的身體無法自行製造，身體缺少它們也無法運作。

維持晝夜節律的最佳飲食清單

低血糖水果和蔬菜
Low-Glycemic Fruits and Vegetables

蘋果Apples	涼薯Jicama
杏子Apricots	羽衣甘藍Kale
朝鮮薊Artichokes	奇異果Kiwis
芝麻菜Arugula	韭菜Leeks
蘆筍Asparagus	甜瓜Melons
牛油果Avocados	蘑菇Mushrooms
香蕉Bananas	芥末菜Mustard greens
甜菜葉Beet greens	橄欖Olives
柿子椒Bell peppers	洋蔥Onions
黑莓Blackberries	歐洲蘿蔔Parsnips
藍莓Blueberries	桃子Peaches
白菜Bok choy	梨Pears
西蘭花Broccoli	胡椒Peppers
抱子甘藍Brussels sprouts	李子Prunes
捲心菜Cabbage	南瓜Pumpkin
蘿蔔Carrots	蘿蔔Radishes
菜花Cauliflower	覆盆子Raspberries
芹菜Celery	生菜Romaine lettuce
椰子Coconuts	大頭菜／蕪菁甘藍Rutabaga
散葉甘藍Collard greens	海菜Sea vegetables
黃瓜Cucumbers	菠菜Spinach
茄子Eggplant	南瓜Squash
茴香Fennel	草莓Strawberries
蕨菜Fiddleheads	瑞士甜菜Swiss chard
無花果Figs	番茄Tomatoes
大蒜Garlic	蕪菁葉Turnip greens
葡萄柚Grapefruit	西洋菜Watercress
菊芋Jerusalem artichokes	

動物性蛋白質來源
Protein from Animal Sources

牛肉Beef	羊肉Lamb
野牛肉Bison／Buffalo	豬肉Pork
雞肉Chicken	火雞肉Turkey
鴨肉Duck	小牛肉Veal
蛋Eggs	

植物性蛋白質來源
Vegetarian Proteins

黑豆Black beans	白腰豆Navy beans
黑眼豆Black-eyed peas	花生Peanuts
鷹嘴豆Garbanzo beans	斑豆Pinto beans
(chickpeas)	豌豆Split peas
腰豆Kidney beans	蜜糖豆Sugar snap peas
豆莢Legumes	白豆White beans
小扁豆Lentils	

魚和貝類
Fish and Shellfish

鯰魚Catfish	章魚Octopus
蛤蜊Clams	生蠔Oysters
鱈魚Cod	狹鱈Pollock
螃蟹Crab	鮭魚Salmon
小龍蝦Crayfish	扇貝Scallops
比目魚Flounder	鱸魚Sea bass
黑線鱈Haddock	蝦Shrimp
大比目魚Halibut	鯛魚Snapper
鯡魚Herring	魷魚Squid (calamari)
龍蝦Lobster	劍旗魚Swordfish
鯖魚Mackerel	鱒魚Trout
無孔貽貝（淡菜）Mussels	鮪魚Tuna

堅果類
Nuts

杏仁Almonds	胡桃Pecans
巴西堅果Brazil nuts	松子Pine nuts
栗子Chestnuts	開心果Pistachios
榛果Hazelnuts	核桃Walnuts
澳洲堅果Macadamia nuts	各式堅果醬Derivative nut butters

種子類
Seeds

奇亞籽Chia seeds	南瓜籽Pumpkin seeds
亞麻籽Flaxseeds	芝麻籽Sesame seeds
大麻籽Hemp seeds	葵花籽Sunflower seeds

健康油脂類
Healthy Fats and Oils

酪梨油Avocado oil	夏威夷堅果油Macadamia oil
奶油Butter	橄欖油Olive oil
椰子油Coconut oil	

月份	第一口進食時間	最後一口進食時間	睡眠時數	健康、情緒或精力的明顯變化
第1天				
2				
3				
4				
5				
6				
7				
8				
9				
10				
11				
12				

月份	第一口進食時間	最後一口進食時間	睡眠時數	健康、情緒或精力的明顯變化
13				
14				
15				
16				
17				
18				
19				
20				
21				
22				
23				
24				
25				
26				
27				
28				
29				
30				
31				

第6章 優化學習和工作效率

　　我們每一天做的每一件事都是學習來的，一生中都是如此。孩子們在學校學習，成年人則在社會和職場學習新的生活技能、或提高工作表現。在家裡，我們也一直在學習如何成為更好的父母、伴侶、朋友、指導者，甚至當一個好廚師。

　　我們透過學習掌握的每一項任務都牽涉到大腦和身體。事實上，我認為有七個強化學習的標準，每一個都受到晝夜節律的影響，包括最佳光照、最佳睡眠時數、最佳進食計畫，或這些因素的綜合影響。

注意力

　　注意力是不受外力干擾專心完成任務的能力。注意力也需要適應能力，亦即快速從一個任務切換到另一個任務的能力。孩子們必須注意學校上課的內容，才能將其保存在工作記憶區，再將資訊整合並轉移到長期記憶區儲存。成年人也是如此，除非我們留心注意，否則無法創造記憶。比方說，如果你是銀行家或股票經紀人，你會注意股價波動的情形，將這些資訊整合到工作記憶中，做出決策、採取行動，並記住該事件，以便將來可以有效執行。對於醫生、飛行員、空中交通管制員、卡車司機、藝術家、家庭主婦等也是如此。注意力也需要精確的專注程度，太過專注將使你無法脫離任務；不夠專注，你將無法開始執行，更別說是完成任務了。

　　注意力具有晝夜節律性。我們有一種天生本能，在白天會比較專心，在晚上反而無法專注。所以睡眠不足會擾亂注意力，缺乏睡眠的大腦無法在白天專注工作，因為我們會感覺疲倦和想打瞌睡[1]。

工作記憶

　　工作記憶是人類大腦最重要的功能，這是人和其他動物最大的區別。工作記憶涉及吸收和保留資訊，並將其連接到我們既存的能力。例如，當你沿著街道行駛時，你會適度踩著油門加速，同時觀察前方汽車和經過的地標，一路試圖弄清楚要去的目的地。當你的工作記憶發揮最佳功能時，你在家裡和學校都會有很好的表現，而狀態不佳時，你會覺得散漫、健忘，甚至有時感到焦慮。

　　睡眠不足會損害你的工作記憶，影響你的反應時間。當你看到某件新事物時，你會先觀察，搜尋你的記憶體，之後才會採取行動。例如，如果你開車在高速公路上，而前方的車輛突然停下來，睡眠不足就會影響你的反應時間，更可能造成意外。我們知道多數的車禍都發生在早晨，我們還知道，許多大規模的意外事故，例如「艾克森瓦德茲號」漏油事件（Exxon Valdez）和車諾比（Chernobyl）核電廠爆炸事故，都與睡眠不足有關。

正／負面獎勵評估

正面和負面獎勵評估（Positive ／ Negative Reward Assessment）是我們利用注意力和工作記憶做出決策的方式。例如，你知道（儲存在記憶中的訊息）新鮮水果和蔬菜是健康的零食（正面獎勵），你也知道洋芋片是很糟糕的選擇（負面獎勵）。你去了雜貨店，洋芋片正大量促銷，而你正好愛吃。如果你的睡眠良好，又餓了，此時你比較可能做出正面獎勵的選擇，為自己選購蘋果或香蕉。但是，如果你睡眠不足、肚子又很餓，就算你知道洋芋片不是健康的選擇，還是很可能會下手購買[2]。

正面和負面獎勵評估也會影響我們的溝通方式。與任何人溝通時，我們很清楚知道什麼事會讓對方感到高興或沮喪。如果缺乏良好的睡眠，我們很可能會說出讓自己後悔的話，那麼睡眠不足就會影響我們的人際關係。

海馬記憶

海馬迴是大腦最原始區域（邊緣系統）的一部分，在鞏固短期記憶到長期記憶資訊方面扮演重要角色。海馬記憶（Hippocampal Memory）能召喚你之前學到的資訊，將其應用於目前手邊上的工作。睡眠的主要功能之一是海馬區的記憶鞏固[3]。例如，如果你正在學一個新的語言、開始新的數學章節、或玩新的影音遊戲，相較於熬夜幾天沒睡的人，如果你的睡眠充足，會更容易掌握新的技能。

長期記憶會因睡眠不足而受損。一開始，你可能覺得自己更健忘，久而久之，你會發現自己很難再存儲新的記憶，進而影響學習和工作表現。

警覺性

　　人類大腦在早上最具警覺性。隨著一天過去，生理時鐘會指示大腦逐漸鬆懈。正因如此，有些人會抱怨越到傍晚越沒辦法專心工作。晚上九點到十點左右，警覺性完全倒退，幾乎沒動力再保持警覺，因而進入睡眠狀態。此時大腦從主動控制切換到預設模式，它不再需要聽從你的命令，而是切換到自動操控，開始進行修復、加強神經元連接、並將記憶從工作記憶轉移到海馬區儲存。

心情

　　心情是我們的精神狀態——我們是否感到快樂、精力充沛、情緒低落、焦慮、易怒、生氣等。我們的情緒可能是短暫的，會根據日常生活中的經歷而改變。好消息提升我們的心情，而不幸的事件會使我們感到沮喪，這是很正常的。

　　睡眠不足會破壞我們對事情的正常反應，使我們更容易受極端情緒波動的影響；我們可能會更急躁、焦慮和憤怒。更重要的是，大多數人在睡眠不足時，情緒容易趨向消極狀態。

　　影響心情的自然因素之一是光照。你有沒有注意到，如果你在黑暗的房間裡度過一天，你的情緒可能會很低落，而且頭昏腦脹，就算你前一晚吃飽睡足也一樣。你可能會感覺不太像自己，直到早上明亮的自然光才能讓你的心情為之一振。在約翰・霍普金斯大學進行的一項動物研究顯示，光線不足會引發抑鬱症般的情緒，並損害老鼠的學習能力，而這種影響與光感應下的黑視素激活不足有關[4]。同樣的，神經學家和建築師合作進行的一項獨特研究發現，相較於在無窗辦公室工作的上班族，在日照充足的辦公室工作，員工的情緒、表現和睡眠品質都顯得更好[5]。

自律功能

大腦系統包括中樞神經系統（central nervous system），所有關於學習的工作都在那裡進行；外圍神經系統（peripheral nervous system），連接大腦與各器官（包括肌肉），控制身體運動；以及自律神經系統（autonomic nervous system），控制所有自動發生之事，如呼吸、心率、消化和壓力荷爾蒙的分泌。為了讓學習和工作更有效率，這三個系統都要處於最佳狀態，當然也包括自律神經系統。如果你的心律不整，可能會感到心悸；如果消化不良，可能會胃痛；如果壓力荷爾蒙太高，可能會感到壓力過大。這些毛病輕則造成注意力不集中，而最壞的情況就是產生焦慮。

每個自律神經系統功能都有畫夜節律的特性。在晚上，自律神經活動減弱，因此心率、呼吸、胃部運動、甚至壓力激素的分泌都會減慢，藉此幫助我們入睡。白天，自律活動處於顛峰，我們的工作和學習能力也達到高峰。但是，長期睡眠不足或睡眠中斷會增加壓力荷爾蒙的分泌、或使身體壓力系統過於敏感，造成我們對輕微的壓力不自覺反應過度[6]。

這些相同的激素及腸道中的細菌，會影響大腦功能和情緒，如果主節律時鐘受到干擾，更會引起恐慌發作或焦慮[7,8]。正如我們將在第九章了解的，限時進食可以增強腸道的日常節律，恢復腸道激素和細菌的正常平衡，藉此改善大腦功能。TRE還可以改善自律功能的日常節奏，分泌適量的壓力荷爾蒙，進而改善情緒。

最佳工作日

當以上七個因素處於顛峰時，完成工作和學習的能力會很高。良好的學習和表現通常代表你的生理時鐘很穩定。但凡事總有改進的空間，下一個要注意的地方是，你的生理時鐘究竟表現如何。

在上午十點到下午三點之間，大腦功能處於最佳狀態。在這段時間內，你應該會發現自己有效完成工作或學習了。研究顯示這是頭腦最清醒的時段，我們可以做出正確的決策、解決多方面的問題、能夠駕馭複雜的社交情境。

表現高峰期從上午十點開始，在中午左右達到顛峰。在這幾小時之間，大腦運作才真正達到最佳狀態，注意力、工作記憶、判斷力和情緒都達到最高水準。中午過後，大腦運作開始減慢，這是很好的理由，讓你不要因為午餐吃太久而損失小時的生產力。事實上，午餐時間過長也違反晝夜節律。如果利用午餐時間工作，或只是短暫午休一下，我發現工作效率反而提高了，以前需要8小時才能完成的任務，可以在7小時內完成。

一天快結束時，大腦會感到疲倦，因此無法像早上那樣處理精密複雜的工作。大多數人會經歷兩個因素使情況更糟，正如前文探討的，前一天晚上睡眠不足，第二天會增加睡眠壓力，因此，如果你前一晚睡眠不足，那麼到了下午，你的大腦就會覺得特別想睡覺。此外，如果你吃了一頓豐盛的午餐，就更可能在之後的2個小時感到困倦[9]。如果你平常午餐時間是在中午到下午一點之間，你會發現自己的注意力和情緒會在下午三點左右開始渙散。但是，如果你充分利用上午和下午前半段時間，你的工作可能早就已經完成了。

如果睡眠不足而午餐又吃太多，你可能會想吃零食來對抗下午的精神不濟。但是，正如我們先前提及的正面和負面獎勵，昏昏欲睡的大腦很可能做出糟糕的食物選擇。問題是，不健康的含糖食品只會短時間提高能量，也只能暫時緩解飢餓感。你可能會發現，當天晚些時候需要再吃一次，才不至於一直餓到晚餐時間。因此從短期來看，零食似乎是個有效的策略，卻不是一個好辦法。

與其在下午晚些時候吃甜食提振精神，不妨選擇喝杯水或不含咖啡因的熱茶、吃一點水果或堅果。其實喝水是最好的選擇，因為水合作用也有晝夜節律性，身體的需求也是白天要多喝水，很多人都忽視這一點。如果你下午感到疲倦，很可能是身體試圖發出脫水的信號[10]。如果喝了一杯水，你會很驚訝自己感到精力充沛，完全不需要吸收沒營養的卡路里。如果你可以養成這種習慣，下午三點後你就再也不需要吃甜甜圈了。

在沒有窗戶的辦公室裡工作、或執行單調的任務也會引起疲勞。偶爾到戶外散步休息一下，也可以讓你振作起來，有精神撐到下班時間。即使是每小時起身、伸展肢體，都有助於你保持專注。

有時候有人會想在晚餐後繼續工作，或連續工作一整天甚至加班到很晚。你知道有這種人的，或許你正是其中之一——以為在辦公室待得越久，就等於是好員工。但是，身體的生理時鐘會出現兩個現象，實際上使晚上的工作效率降低。首先，是你的睡眠驅動力自然增加，而本能的警覺性在下降。其次，你可能在比白天更暗的房間裡工作，而昏暗的光線對大腦有不同的影響——會使你頭腦混沌，無法清晰思考。不管你再怎麼努力，都無法強迫大腦在夜間保有最佳學習和工作能力。你可能撐得過幾個晚上，但是不太可能持久。

現在，你可能心理在想：潘達博士，很高興知道這些，但我的孩子每天晚上要做5小時的家庭作業；或者我是輪班工人、有趕不完的工作截止期限。我們該如何破解晝夜節律機制，提高工作效率呢？

　　讓我們一起探究睡眠、光照和時間這三個關鍵因素，看看你在現實生活中該怎麼做才能優化生理時鐘並提高工作效率。我的三大建議如下：

- 認為熬夜幾個小時會使你更有工作效率，你必須杜絕這樣的想法。事實上，情況正好相反。如果你撥出8小時睡眠時間（包括上床準備和睡眠總時數）養精蓄銳，等於是讓大腦充分休息，為第二天做好準備。
- 白天，透過自然日光照射讓你保持警覺性和高效率，優化生產力。
- 晚上，調整光線照射量，讓大腦準備好進入睡眠和休息。

掌握光照量，提升工作生產力

　　在人類漫長的歷史中，我們的祖先大部分都在戶外度過，充分暴露於自然光下。即使他們待在樹蔭下或遮蔽處，仍然會接收到大量的日光，大約數千lux（勒克斯）。lux是一種度量單位，代表每單位面積眼睛接收到的光照量。白天戶外的光線通常介於1,000 lux（陰天）到20萬lux（沙漠烈日）之間。沒有窗戶的辦公室通常在80至100 lux之間；裝飾吊燈的房屋可能低至50 lux。下圖針對不同類型建築物的光照量、及其與生理時鐘和情緒之間的關係，提供合理的評估數據。

　　在現代社會，一般人平均有87％的時間都待在室內；戶外時間平均只有2.5小時，而其中一半通常是在日落之後。居家光照環境可能會破壞身體的生理時鐘，並影響我們的心情。但是我們知道，在增強學習、記憶和工作方面，必須注意光線的明暗變化。人體的生理時鐘要適應明暗交替的自然週期，大腦更需要光線才能啟動所有功能。

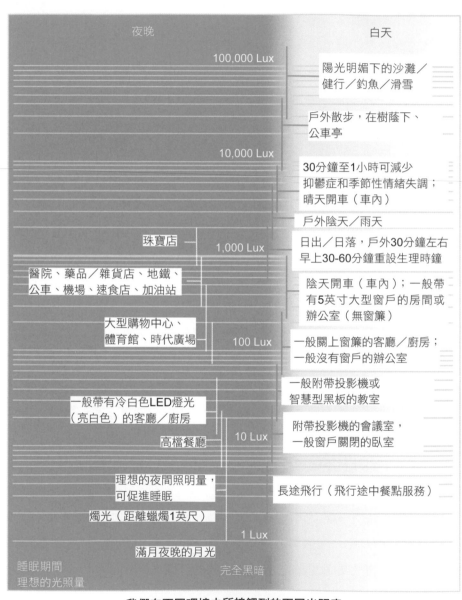

夜晚　　　　　　　　　　　　　　白天

100,000 Lux
陽光明媚下的沙灘／
健行／釣魚／滑雪

戶外散步，在樹蔭下、
公車亭

10,000 Lux
30分鐘至1小時可減少
抑鬱症和季節性情緒失調；
晴天開車（車內）

戶外陰天／雨天

珠寶店
1,000 Lux
日出／日落，戶外30分鐘左右
早上30-60分鐘重設生理時鐘

醫院、藥品／雜貨店、地鐵、
公車、機場、速食店、加油站
陰天開車（車內）；一般帶
有5英寸大型窗戶的房間或
辦公室（無窗簾）

大型購物中心、
體育館、時代廣場
100 Lux
一般關上窗簾的客廳／廚房；
一般沒有窗戶的辦公室

一般附帶投影機或
智慧型黑板的教室

一般帶有冷白色LED燈光
（亮白色）的客廳／廚房
附帶投影機的會議室，
一般窗戶關閉的臥室

高檔餐廳
10 Lux

理想的夜間照明量，
可促進睡眠
長途飛行（飛行途中餐點服務）

燭光（距離蠟燭1英尺）

1 Lux

滿月夜晚的月光

睡眠期間
理想的光照量　　　　　　完全黑暗

我們在不同環境中所接觸到的不同光照度

當你醒來時，眼睛會透過藍光感應黑視素偵測到亮光，此時，黑視素會告訴大腦停止分泌睡眠褪黑激素，開始增加壓力賀爾蒙皮質醇的分泌，這將會使你逐漸提高警覺，準備好開啟新的一天。早晨的亮光也會使大腦時鐘與白天保持同步，使學習和記憶的能力升高，幾個小時後你就會達到最佳生產力。

正如前文提及的，我們知道多接觸日光可以改善情緒，而情緒的改善也有助於提高工作表現。那麼，增加光線會提供工作表現嗎？有研究指出這是事實，白天在辦公室或家裡採用明亮的燈光，確實可以改善情緒、警覺性和工作效率[11,12]。

無論你住在哪裡，我們都知道，如果限制自己接觸自然日光，很有可能會讓你覺得情緒低落，難以做出明智的決定。主要原因是，只接觸人造光源會破壞晝夜節律，辦公室或家庭環境很少能提供足夠的光照量，就連一般陰天的日光照度都比不上。不過，我們可以透過模擬日光來優化工作或學習環境。如果你一大早就暴露在自然光線下，那就太好了。你需要至少1小時的日光照射——走出戶外、開車、坐在窗邊可以吸收至少1,000 lux的光線，才能減少嗜睡、使生理時鐘同步、提振心情、一整天保持愉悅和高效率。

吸收更多日光的方法之一是在窗邊吃早餐，或者天氣允許，在戶外吃早餐。走路去上班或上學也會增加日光照射的機會。父母甚至可以將孩子送到離學校幾個街區以外的地方，讓他們可以在上課前至少有15到20分鐘的步行時間，直接暴露在戶外日光下。小小的改變會帶來巨大的效果。

理想的情況是一大早就接觸日光，在白天若有一些戶外時間總是比沒有好。如果你或孩子可以在戶外吃午餐，或是在有大面積透光的自助餐廳或廚房，也是聊勝於無。雖然，我們無法累積和儲存吸收到的光照量，留

待其他時間使用，不過白天確實需要有日光，才能讓我們保有警覺和學習
能力。

每當你在室內時，不妨選擇坐在最大的窗戶旁邊。天氣好的話，你可
能會得到2,000至5,000 lux的光照度，但是如果距離窗戶六英尺遠，可能只
有500 lux：差異非常顯著。如果你拉下百葉窗或窗簾遮光，白天室內的照
明可能就只有100 lux或更低。即使是最好、最明亮的LED燈泡也只能發出
1,000 lux的光照量。

最重要的是，我們希望在清醒時（通常在白天）增強光亮，並在夜
間（至少8至9小時持續睡眠期間）減少光亮，尤其是藍光。幾十年前所有
光源主要來自家裡的燈泡，現在不同了，我們會從電子產品顯示器中吸收
大量的光照。因此，為了穩定生理時鐘，我們更需要管理所有光照來源，
包括數位設備在內。事實上，當你在電腦或平板電腦上工作時，一般螢幕
在1、2個小時內發出的光量，就足以抑制夜間褪黑激素的分泌而干擾睡眠
[13,14]。

現在有新技術可以設定時間自動降低電腦螢幕和智慧型手機的亮度或
色彩。你可以利用這些設定來減少晚上暴露在數位螢幕下的光線，避免擾
亂晝夜節律。

如果你必須熬夜工作，不妨解決燈光問題。若可以不用天花板吊燈或
平行照明燈，而改採任務照明設備，只照亮工作區域、減少燈光直接接觸
眼睛，你反而會比較有工作效率。

但是切記，不要讓工作干擾你的睡眠時間，人在疲勞時是不可能維持
工作效率的。

生活在北京時間

中國全境均統一採用單一時間（北京時間）。因此，上午八點，位於中國遠東地區的北京陽光明媚，而中國西部的偏遠地區天還很黑。在中國西部政府單位工作或與東部地區有業務往來的成年人，必須在完全黑暗的環境中醒來，才能配合北京時間工作。同時，他們也想過正常的家庭生活，因此很難在晚上九點之前上床睡覺。沒有時區的分別也擾亂了這些人的生理時鐘。

食物和工作效率的真相

　　每天在固定時間進食，就是穩定晝夜節律最有效的方法之一，尤其是早餐和晚餐。在這兩餐之間，什麼時候吃東西不太重要，反而應該注重多吃一些能維持大腦健康的食物。說到大腦功能，最好是重質不重量。多吃並不代表大腦功能會更健全。事實上，大腦在空腹時運作效率更好。吃飽飯後我們通常無法保持警覺，這可能和人類的生存本能有關，飢餓時，大腦必須想盡辦法去覓食。

　　我們在白天任何時刻的表現，主要取決於前一天晚上的行為（亦即進食時間和睡眠時數），因為那是設定生理時鐘、激發身體和大腦運作的基礎。研究指出，適度的禁食和運動都有類似的增強作用，會增加腦內「腦源性神經營養因子」（BDNF）這種化學物質的生成，可以改善腦細胞之間的連接，提升大腦功能[15,16]。當你有豐富的BDNF而睡眠又充足時，大腦就已經準備好執行複雜的任務、保持專注和提高工作效率，使你可以在更短的時間內完成相同的工作量。

咖啡提高效率的迷思

咖啡最主要的成分是咖啡因，它沒有任何營養益處；我們的身體不需要靠咖啡因就能運作。天然咖啡因存在於超過四十幾種植物和豆莢中，包括咖啡豆、茶葉、可樂果和可可豆。人們以各式各樣的形式攝取咖啡因，包括咖啡、茶、可可、巧克力、不含酒精的飲料、能量飲料，以及一些非處方藥。通常，每天攝入100到200毫克的咖啡因（等於三杯8盎司的中等烘焙咖啡、或兩到三塊黑巧克力的含量）是適量的攝取。一杯茶的咖啡因含量為25到30毫克。

咖啡因是一種興奮劑，在低至中等劑量時，可以提高警覺性、減少嗜睡感。對於一般人來說，這種效果幾乎是瞬間的，大多數咖啡因會在15分鐘內被吸收，在那段時間內開始刺激作用。

雖然咖啡可以提高警覺性，但並不能消除你的睡眠債，反而是將睡眠壓力延後而已。正因如此，睡眠不足的人在咖啡作用消失之後，往往會發生「咖啡因崩潰」（caffeine crash）現象，需要再一杯咖啡來保持清醒。晚上攝入咖啡因再加上光照影響，會更加延遲你的睡眠。雖然《英國醫學雜誌》（*British Medical Journal*）發表了一項研究，標題宣稱「咖啡獲得健康證明書」[17,18]，但我們千萬還是要謹慎以對。文章指出，咖啡的健康益處是相互關連的，而確切原因並未證實，同時提醒注意，咖啡對提高心率、刺激中樞神經系統和焦慮感的生理影響並未考慮在內。其他傾向支持咖啡因的評論，排除了咖啡對睡眠品質或睡眠時數不利影響的文獻[19]，也沒有提及其他證明咖啡會損害身體處理葡萄糖的方式[20]、或咖啡如何直接破壞我們的晝夜節律[21]等相關研究。

在美國有一個日益嚴重的問題是，流行的「咖啡」飲料已經變成約16至24盎司的咖啡混合物，搭配糖漿、鮮奶油、牛奶和焦糖醬[22]。這種咖啡是添加糖、又不含健康熱量的飲料。總體而言，咖啡確實能快速幫助提神醒腦，但並不是維持最佳健康的理想選擇。

　　晚上太晚進食對你第二天的專注力會造成負面影響。正如你在第五章了解的，深夜晚餐或半夜吃零食會擾亂身體的生理時鐘，導致隔天上午十點到下午三點的最佳表現時段受到破壞。

　　如果你發現自己午餐吃飽後會很想睡，需要再喝一杯咖啡來提神，不妨考慮將中午的大餐移到早上，改吃一頓清淡的午餐，這會減少你的疲倦感。早上的警覺性處於最高點，自然睡眠驅動力是最少的，因此比較不會受到大餐的影響。如此一來，午餐後就不需要額外的咖啡提神，晚上睡眠模式也就不會受到干擾。

　　如果你和家人在傍晚六、七點前一起吃完晚餐，就會有整晚的時間可以好好消化食物。只要減少光線照射，就會慢慢培養出睡眠驅動力，變得很好睡，不需要靠安眠藥或睡前雞尾酒了。

睡眠不足擾亂學習的晝夜節律性

　　睡眠不足對我們的晝夜節律有四大影響。首先，睡眠不足會讓大腦沒有充足的時間來鞏固記憶。其次，熬夜會降低當晚大腦的功能和運作效率。第三，睡眠不足的夜晚，我們會接觸更多的光線和增加深夜進食的機會，兩者都會破壞生理時鐘。第四，第二天早上晚起床，又趕著上班時，我們幾乎沒有時間獲得適量的早晨光照，以提振心情。

　　睡眠不足也直接影響大腦系統的維護。根據一項條件控制良好的研究證明[23]，如果你讓一個人睡足8小時，再每天給他們上一堂數學課，一星期結束時，此人將會充分掌握該課程，從原本的十分進步到一百分。但是，如果這個人只睡4個小時，會從十分變成五十分，只掌握了一半的學習內容。

實驗室之外，我們在現實生活中也看到同樣的效果。班·斯馬爾（Ben Smarr）研究西雅圖將近三百名學生[24]，大多數都參加相同的大學生物學課。他請學生上網填寫線上睡眠日誌，藉此追蹤他們一個月上床睡覺和醒來的時間，接著分析學生的睡眠模式如何影響課業成績。你可以想像，睡眠良好和獲得更好的成績之間存在某種關係。特別是，沒有遵循規律的就寢時間與男性和女性的學業成績下降有關。其中更發現，對於睡眠模式的變化，女性比男性更加敏感。

學校上學時間和晝夜節律

學校上學時間正成為全美各地的熱門議題，我相信孩子們值得每分鐘的額外睡眠。許多科學證據支持高中應該晚一點上課的想法[25,26,27]。延後學校上課時間將對學生的生理時鐘產生積極影響，有助於改善以下三方面的節律性：光照、睡眠和食物。

正如前文討論的，青少年對夜晚的光線最敏感，這會延遲他們的生理時鐘和就寢時間。生理時鐘會使他們早上爬不起來，但是所有學校都安排一大早上學，有的甚至在日出之前。於是產生了生理時鐘和教育系統規定之間的衝突。提早上學時間也會造成學生錯過早晨的陽光，違背身體自然的晝夜節律。

當青少年睡眠不足時，他們會選擇糟糕的食物。一大早趕著出門上學，可能會用燕麥棒代替合適的早餐。這些燕麥棒通常富含糖分，無法支撐一整天的學習能力。

晚上在明亮燈光下進行的課外活動，包括體育鍛煉，也會影響孩子的晝夜節律。這些強光會抑制自然的褪黑激素分泌，延緩其生理時鐘，讓他們一直到深夜都還保持清醒，難怪這些孩子在午夜之前不會上床睡覺。也就是說，除了學校的上學時間之外，課外活動也是影響孩子生理時鐘的另一個因素。

智慧型黑板衍生的問題

在過去十年，教室發生了變化，白板和黑板越來越少了，因為學校投注資金購買具有超大顯示螢幕的智慧型黑板和投影機。教師為了要用投影機，得將燈關掉，讓教室保持黑暗，這是危險的趨勢，因為更進一步限制了接觸日光的時間。

明亮的辦公大樓帶來更好的工作效率

　　有一家建築公司與我的實驗室聯繫，有興趣透過健康的建築設計來改善心情和提高工作效率。他們聽過我們針對黑視素與睡眠、情緒和警覺性的相關研究，立刻意識到自家辦公大樓很暗，員工幾乎沒有自己的窗戶。我們在開始研究新建築時，向他們展示如何選擇採光充足的方案。他們也想測量，白天日照充足能否改善員工情緒和晚上的睡眠。

　　在沒有告知員工研究宗旨的情況下，我們開始針對陰暗的舊辦公大樓員工進行問卷調查，觀察他們的睡眠、活動和情緒反應。他們搬到新大樓幾週之後，再發出相同的問卷調查表。我們發現，在新大樓中，員工更加活躍，在辦公室內的活動更加頻繁，情緒也有所改善。此外，晚上的睡眠品質也變得更好。該公司對研究結果印象深刻，因此正在考慮為客戶進行類似的設計。

　　如今的新趨勢是，將晝夜節律科學納入建築設計，用以提升居住用戶的工作效率和健康狀況。大型玻璃窗是增加日光的關鍵，隨著玻璃成本的下降、品質的提高，以及承重和更好的隔熱性，工作人員將能夠在室內空間享受更多的日光。

　　最近許多大型辦公室，開始流行將內部天花板挑高、開放式辦公的設計，讓自然採光深入到工作空間。研究人員正在不同的辦公環境中進行實驗，希望找到從氣流、溫度、照明燈光、光線結構、到照明方向等各層面的最佳組合。總有一天，健康的照明規範將成為建築規範的一部分。

運動同步配合生理時鐘

　　要維持健康，身體活動與良好的睡眠和營養同等重要。日常運動可以改善肌肉質量、肌力、骨骼健康、運動協調性、新陳代謝、腸道功能、心臟健康、肺活量，甚至可以強化大腦功能。此外，運動也會影響生理時鐘，可改善睡眠和情緒，也可以使大腦放鬆、減少抑鬱和焦慮、增強我們感受快樂的能力，運動是最好的藥物之一。在本章中，你將學會如何每天適時活動身體，也達到最好的成效。無論選擇做什麼，都要堅持——讓身體運動變成日常生活的一部分，成為一種習慣。

　　運動提升情緒，對於保持鎮靜和提高工作效率而言十分重要。我最欣賞的一項研究之一，就是以荷蘭牛奶送貨員皮耶特（Piet）為個案的研究調查。皮耶特一輩子都在送牛奶，他六十歲左右就退休了，盼望著退休後可以睡到自然醒，輕鬆待在家裡。最重要的是，由於過去常常騎腳踏車送牛奶，他希望退休後少活動一點。

　　皮耶特很快制定新的作息時間，他會一直睡到早上八、九點，有時會賴到十、十一點才起床。他獨自一人在家，常會熬夜看電視，最後作息也改變了，有時會一直睡到十一點或中午。他幾乎很少離開沙發，看著電視、吃著冰箱存放的零食，身體也變得越來越虛弱。幾個月後，皮耶特開始感到沮喪，去看了精神科醫生；久而久之，抑鬱症變得更加嚴重，最後不得不住院，還被安排接受休克療法（shock therapy，醫學上臨床使用的一種治療方法，用藥物或電流導致休克，再進行治療。）。

在醫院工作的第二位精神科醫生介入，看了皮耶特的檔案，發現他在整個工作生涯中從未經歷過任何抑鬱症，除了姊姊去世和高中時期幾個悲傷的事件之外。最初醫生認為皮耶特可能患有退休後的抑鬱症，但在觀察期間，注意到他的睡眠模式和日光照射的變化後，醫生發現，皮耶特在工作時期都很早起床，外出分送牛奶，全程都在鍛鍊身體，而退休之後，有時一整天都待在家裡，很少運動或曬太陽。

這位精神科醫生改變了皮耶特的睡眠時間表，將他安排到光線充足的新房間，讓他在醫院認識其他新朋友，他們每天早上和下午一起散步，在短短的幾個月內，皮耶特又恢復正常了。有了更好的睡眠品質、社交互動和日常戶外運動，他的抑鬱情緒減輕了。

你可能很納悶，像皮耶特這樣幾乎要接受休克療法的人，究竟如何透過簡單調整日常作息恢復正常的呢？哪種調整最有幫助？是增加戶外時間、進行體力活動、還是開始按照計畫進食，改善睡眠？我們無法明確指出哪一項調整改善了皮耶特的狀況，但可以肯定的是，所有調整對於改善皮耶特的晝夜節律，都發揮了作用，因而使他恢復健康。讓我們先把焦點放在體力活動上，因為對於皮耶特來說，這是他成功恢復健康的主要因素。

衡量你的最低運動量

　　根據美國心臟協會（AHA）的資料，任何身體健康可以運動的人，每週至少需要進行150分鐘的適度運動，或至少75分鐘的劇烈運動（或兩者結合）。這可以拆成一週五天、每天30分鐘的適度運動。

　　運動不必過於嚴格或複雜。美國心臟協會和我本人都相信，體力活動是任何會讓你運動到身體並消耗熱量的行為，包括各式各樣的活動，從爬樓梯到參加有組織的體育運動等。體力活動有三種基本類型：

- **有氧運動**有益於增強心肺功能，本身也具有節奏性，包括任何使你能夠承受一段時間心跳加快的運動。有氧（Aerobic）的意思是「含氧」，是指人體在代謝或能量產生過程中使用氧氣；有氧運動在鍛鍊大塊肌肉時會消耗氧氣。
- **體能訓練**或**阻力訓練**可增加肌肉質量和整體耐力，這類訓練包括短時間高強度運動，並且消耗肌肉內儲存的能量。
- **伸展運動**最適合培養靈活度和適當的肌肉功能（進而有助於個人體能訓練）。大約四十年前，托斯滕‧威塞爾（Torsten Wiesel）因大腦處理視覺資訊的研究而榮獲諾貝爾獎，他一直到九十歲都還是活力充沛又很靈敏。有一次，我們在哥斯大黎加的熱帶森林中徒步旅行時，我請教托斯滕健康生活的祕訣。他告訴我，即使活到了八十五歲，他還是會在每天早上醒來之後打太極拳，因為它結合了適度的體能訓練、肢體伸展和運動協調。隨著年齡增長，我們失去運動協調能力，而這種促進靈活性和專注力的運動，有助於延緩體能流失。

　　下表可以讓你比較同一時間內不同類型運動的代謝量，可藉此看出哪裡可以獲得「最實惠」的好處。我發現在時間有限的情況下，對於決定該做哪種運動很有幫助。代謝當量（MET）量表上的數字越高，活動越劇烈，對增強生理時鐘的效果也越好。

動起來！

無論白天或黑夜，只要是你清醒的時候，都應確保只有在絕對必要時才會坐著，儘可能多移動身體。我們在坐著時消耗很少的熱量，這對新陳代謝、骨骼力量和血管健康有直接不利的影響[1]。如果不常讓肌肉活動，會失去肌肉質量，同時累積身體脂肪。久坐不動，即使只有幾天，都會大大增加罹患代謝疾病的風險，詳情請參閱第十章。

散步帶來的益處恆久不變

　　最簡單、普遍的運動是散步，可在室內或室外任何地方進行，也不需要上健身房。幾乎每個人都可以在日常生活中加強走路時間。Fitbit和其他運動追蹤器會計算步數，建議你每天至少走10,000步（大約八公里），以保持健康並減輕體重。然而，每個下載了健康應用程式、有健康意識的美國人，平均每天大約只走4,500步[2]，而美國的艾美許人（Amish）和阿根廷的托瓦族獵人每天走超過15,000步[3,4]。更驚人的是，即使一般用戶不斷收到關於自身日常活動的回饋，卻沒有試圖增加走路步數。（譯註：艾美許人是基督新教重浸派門諾會中的一個信徒分支，以拒絕汽車及電力等現代設施，過著簡樸的生活而聞名。）

常見活動的MET參考值

身體活動	MET
久坐不動的生活型態	<1.5
睡覺	0.9
看電視、坐著	1
寫作、文書工作、打字	1.5
輕度體力活動	
散步2.7公里／小時（1.7 mph），在平地上，速度非常緩慢	2.3
散步4公里／小時（2.5 mph）	2.9
輕鬆的園藝工作	2
一般家居清潔	2.5
中等強度活動	3–6
慢速騎行（健身腳踏車，功率50，不太費力）	3
快走4.8公里／小時（3.0 mph）	3.3
一般輕度或中度的居家活動	3.5
騎腳踏車，時速<16公里／小時（10 mph），工作或休閒娛樂	4
室內健身腳踏車，功率100，輕鬆	5.5
繁重的庭院／園藝工作	4
跳舞（芭蕾舞或現代舞）	4.8
鏟雪	6
用手推式割草機修剪草坪	5.5–6.0
高強度劇烈運動	>6
一般慢跑	7
健身操（伏地挺身、仰臥起坐、引體上升、開合跳），費力，較高強度	8
原地跑步／慢跑	8
跳繩	10
下坡滑雪	6–8
騎腳踏車（10-16 mph）	6–10
自由式游泳，慢速	8
網球單打	7–12

各種體力活動的相對能量消耗以代謝當量數值表達。一般認為坐著不動的MET是1。

雖然我們無法像托瓦人或艾美許人一樣從事如此大量的活動，但我們應該要想辦法騰出時間鍛煉身體，盡可能走動將近10,000步。

運動對睡眠和晝夜節律的影響

任何在白天進行大量體力活動的人，都知道晚上會比較好睡。即使習慣久坐的人去露營或去遊樂園消磨一天之後，也會覺得晚上睡得更好。我們認為運動會使人感到疲勞。但是，疲勞是否反應在分子結構呢？身體肌肉是否發送特定信號告訴大腦該睡覺了？研究顯示，人體的肌肉細胞在運動過後會產生幾種分子，其中之一是白細胞介素15（IL-15），它會增加骨質。有趣的是，我們現在知道IL-15對睡眠也有一些好處。根據一項研究顯示，兔子注射了少量的IL-15之後，會得到更好、更深層的睡眠[5]。

當肌肉細胞產生另一種分子鳶尾素（Irisin）時，就會出現第二種機制。許多肥胖的人肌肉質量較少，分泌的鳶尾素也較少。鳶尾素不足也與阻塞性睡眠呼吸暫停有關[6]。運動對這些人來說，可以減少睡眠呼吸暫停[7]（鳶尾素是近期研究發現的一種激素，會在運動時被釋放，能幫助身體燃燒脂肪，防止脂肪儲存）。

這些分子關連暗示肌肉在維持良好睡眠中所扮演的角色，實驗室老鼠的新數據更提供了有趣的線索。全身和大腦缺乏生理時鐘的老鼠，睡眠斷斷續續，但研究人員開發出一種新的基因方法，可以開啟特定的生理時鐘，例如肌肉時鐘。執行之後，這些老鼠的睡眠模式一如有大腦時鐘的老鼠一樣[8]。這項新發現揭露一個全新的機制，肌肉時鐘藉此調節大腦和睡眠，這代表培養健全的肌肉時鐘對於維持健康的身體和大腦非常重要。人體運動似乎會增加某種酶的分泌，而這種酶有助於生成血鐵質（heme），亦即可將氧氣輸送到全身組織的血紅素[9]。血紅素對生理時鐘也有重要作用，它會指示時鐘啟動和關閉不同基因，參與葡萄糖和脂肪的代謝，以及與肌肉中類似的激素分子產生有關，這些都會透過血液影響，也是靠運動影響肌肉時鐘的方式之一。

　　我建議大家一定要運動，有睡眠障礙的人可能會發現運動對穩定晝夜節律有很大影響。即使是才剛開始執行新運動計畫的人，也會看到成果，他們會更快入睡，晚上醒來的次數也更少。但是，如果你為失眠所苦，請在開始新的運動計畫之前先去看醫生，失眠會增加患心臟病和中風的風險，因此運動應遵循的醫生指示進行。

維持體能的晝夜節律要素

　　我們討論了運動如何改善睡眠和生理時鐘，但生理時鐘本身也有助於維持體能，讓我們得以健康活動。我們的體能主要取決於軟骨、骨骼和肌肉整體的質量和健康狀況。這些維持體能的關鍵支柱，每一個都有自己的生理時鐘，為其組織修復和重建設定週期。

　　軟骨細胞的繁殖沒有辦法像身體其他細胞（如血細胞、肝細胞等）那樣快速生長，但是這些細胞會產生膠狀物質，在骨骼之間形成緩衝，當我們經常走動時，自然會受到磨損。軟骨細胞每天固定生成這種膠狀物質，夜間生產比較多。當我們老化或生理時鐘受到干擾時，這種修復過程就會減弱[10]，可能會導致骨關節炎。

　　由於自然磨損，骨骼也會每天經歷修復過程，但與軟骨修復有所不同。人體骨骼是由細胞分泌的礦物質（包括鈣）組成。另一類型的骨細胞會吞噬受損的骨質。這些細胞的生理時鐘是有協調性的，因此蝕骨和造骨不會在一天的同一時間發生，這兩種細胞之間的活動平衡很重要，蝕骨細胞太過活躍會導致骨質疏鬆，而過多的造骨活動會壓迫其他骨骼，並在關節附近造成額外的損傷。隨著年齡老化或生活方式不穩定，我們的生理時鐘會變得越來越弱，這麼一來，每天的造骨細胞就不會完全啟動，因此無法產生足夠的原料來製造新骨。同樣的，蝕骨細胞沒有完全啟動，因此無法清除所有老舊受損的骨質，最終會造成骨骼脆弱，容易骨折。為了維持最健康的骨骼，我們需要有穩定的睡眠／覺醒週期，在適當的時間進食和運動。

生理時鐘對於形成新肌纖維和肌肉功能，也有十分重要的作用。時鐘基因會直接調節其他基因，以製造新的肌肉細胞或纖維，同時也會決定身體的肌肉型態。通常有兩種類型：慢縮肌（slow-twitch，I型肌纖維）的肌肉富含粒線體（mitochondria），可以幫助我們進行耐力運動或馬拉松賽跑；快縮肌（fast-twitch，II型肌纖維）肌肉含有較少的粒線體，有助於短跑衝刺。維持穩定的時鐘可以強化慢縮肌的肌肉[11]。

生理時鐘還可以培養身體的肌肉。根據我們進食或是禁食情況，肌肉時鐘會啟動代謝基因的功能，進行葡萄糖或脂肪的吸收或利用，進而促進肌肉的功能[12]。生理時鐘會指示其他基因分解受損的肌肉蛋白，在我們睡覺時送到肝臟進行回收。生理時鐘還有助於產生新的肌肉蛋白，並確保肌纖維達到精確和協調的運作。由於生理時鐘對於這些肌肉組織和機能有重要的作用，因此我們發現，缺乏肌肉時鐘功能的老鼠無法充分運動，且容易疲勞[13]，一點都不意外。

運動時機

　　我們大多數人都沒有足夠的時間運動，我也經常被問到多久一次才是最佳的運動時間。首先，讓我們談談持續性。如果你每天抽不出30至45分鐘不間斷的運動時間，不妨切割成每天兩、三段10至15分鐘的運動，你還是會得到一樣的好處。事實上，這個辦法非常有效，因為在清晨和傍晚從事運動可以增強晝夜節律。以前我們的祖先一整天都很活躍，尤其在早晨和傍晚，許多野生動物都是在黎明和黃昏時刻活動，因此狩獵者更需要在這兩個時段中行動。

晨間運動

　　清晨是外出進行有氧運動的好時機。輕快的散步、或在明媚日光下進行任何戶外活動，都是使大腦時鐘同步最好的辦法，有助於克服任何時

運動＋限時進食＝最大的脂肪燃燒潛力

傳統觀點認為，在進行任何運動之前，應該先吃東西，其實並不一定。如果你在早上散步、跑步或騎腳踏車之前，禁食了10至12小時，那麼在運動過程中，身體很可能會消耗儲存的脂肪以獲取熱量。如果你在早餐前先開始晨間運動，那麼肌肉將消耗更多熱量，需要更多脂肪作能量來源，其實反而會燃燒更多體內儲存的脂肪。而且，你的肌肉越多，一整天消耗的卡路里就越多，身體就會越瘦、也越健康。早晨空腹進行劇烈的體力運動（如划船、足球或籃球），對於顛峰表現可能不是最理想的，而散步、慢跑或騎腳踏車則是早餐前可負擔的體力活動。

差反應、或擺脫睡眠不足的感覺，同時也是維持和增強大腦功能的重要機制。首先，它會改善你一整天的心情。此外，運動會刺激新的腦細胞生成[14]，並增強大腦建立新的神經元連接能力，有助於更深入的學習和增加記憶。我們還知道，運動可以透過改善神經元修復自身DNA的能力，來幫助修復受損的腦細胞[15]。這種作用也能幫助修復阿茲海默症患者的大腦斑塊[16]。

你要等到日出後才去散步、跑步、游泳或騎腳踏車都沒關係，你可以在日出前後的30分鐘到2小時開始活動，在此期間，戶外光線可高達800至1,000 lux，這是理想舒適的日光量。明亮的日光會啟動你眼睛內的藍光感應，並在你運動時激發大腦功能。如果你早上去健身房運動，請不要選擇房間最暗的角落，反而要在大型玻璃窗旁邊或在光線明亮的位置。

只要你的穿著保暖，一整年都可以在晨間散步，除非有特別的天氣預報。事實上，在冷空氣中運動會得到一些額外的健康益處。冷空氣會激活棕色脂肪，或將白色脂肪轉化為米色脂肪[17]。棕色脂肪富含粒線體（這是任何細胞的能量），粒線體越多代表脂肪細胞具有更多的燃燒能力。此

清晨戶外運動的好處

基於許多原因，清晨進行戶外運動是理想的選擇：

- 你會接觸到日光，使大腦時鐘同步。
- 在日光照射之下，可以提高警覺性，並減少沮喪感。
- 在寒冷的日子裡，身體棕色脂肪會被激活，並增加脂肪燃燒的可能性。
- 早晨皮質醇會自然提升到健康程度，將會減少發炎。

外，在冷空氣中運動時，會燃燒體內脂肪讓身體變熱，只要在低溫下運動，其實就可以消耗掉一些脂肪[18]。

午後運動

　　身體運動的另一個好時機是在黃昏或傍晚[19]，從下午三點開始到晚餐時間，此時肌肉張力開始升高，正是進行體能訓練的最佳時間，包括舉重或室內飛輪等劇烈運動。高強度訓練的運動員和那些想要加強體能的人會發現，晚餐前運動，再吃一頓富含蛋白質的膳食，有助於肌肉修復、增強肌肉質量和快速恢復體力。

　　運動達到高峰的因素與身體內部的各種時鐘協調有關。肌肉會在傍晚進行修復時，吸收並利用營養。涉及運動協調的大腦功能通常在白天很旺盛，有助於運動表現。下午的血流量和血壓也很高，能提升肌肉的氧合作用。

　　運動表現也有晝夜節律性。在運動賽事中，運動成績一天內的差異也可能高達25%[20]。如果你希望以最小的傷害從運動中獲得最大的益處，那麼下午就是最佳的鍛煉時間。許多研究指出，運動協調和體能會在傍晚左右達到高峰。針對1970至1994年二十五個賽季的夜間足球比賽觀察，分析結果進一步證明這一點[21]。當西岸球隊前往東岸參加週一夜間足球比賽，在飛行後48小時內開賽，儘管東岸球隊擁有主場優勢，但西岸球隊擊敗東岸球隊的機會明顯更高。這是因為比賽時間是在晚上九點，正是東岸球隊運動高峰表現期的尾聲。然而，西岸球隊還在舊時區的時差當中，正好發揮了他們下午六點達到巔峰的黃金時間。

　　對於大多數人而言，下午或晚上運動有兩個實際的好處。大家都知道，運動可以減少食慾[22]，所以下午運動不僅有助於燃燒一些卡路里，還可以減少晚餐時的飢餓感，因而少吃一點。運動還可以幫助身體肌肉吸收更多的葡萄糖，而不用依賴胰島素的機制[23]。由於胰島素的產生和釋放在晚上逐漸下降，因此光靠胰島素可能不足以防止身體血糖上升超出健康範圍。晚上只要運動15分鐘，就會增強肌肉吸收一些血糖的能力，使血糖濃度保持在健康範圍內。

有些人擔心，如果他們將強度運動留到更晚進行，會變成在晚餐和睡眠之間沒有足夠的時間。假設你的工作時間是傳統的朝九晚五，下班後你先去運動，然後才吃晚飯，那就等於是將晚餐延遲到晚上七點半或八點才吃。沒有關係，因為運動會消除一些罪過，運動帶來的積極好處勝過錯失1、2個小時的TRE。如果你要進行耐力運動，想要加倍努力挑戰極限，那麼你必須記住，你只需要進行10小時的TRE就可以了。

晚餐後做運動，有總比沒有好

如果你早上或下午沒時間做運動，晚上運動總比沒有好，它自有一套特定的好處，能影響身體代謝的晝夜節律和維持血糖濃度穩定。身體活動會增加對葡萄糖的需求，肌肉可以吸收大量的血糖，因此減少晚餐後的血糖高峰，得以維持在正常生理範圍。晚餐後，適度的體力活動（例如晚上散步或是做家事）也可以幫助消化，讓食物順暢移至消化道中，減少胃酸逆流或胃灼熱的機會。由於胰島素釋放和後續調節血糖的作用在晚上會下降[24,25]，對於有罹患II型糖尿病風險的人來說，晚上任何的體力活動都像服用糖尿病處方一樣，有助於降低血糖。

目前還不清楚晚餐後的運動是否會影響睡眠，但我們確實知道任何體力活動都會促進良好的睡眠。我們也知道，晚上暴露在強光下會延遲你的睡眠時間，如果你必須在晚飯後才能運動，最好避開明亮的燈光。

然而，並非所有的晚間運動都是好的，極限活動或高強度運動最好在晚餐前進行。晚上在健身房或跑步機上運動，可能會使皮質醇升高到早上的水平，並延遲夜間褪黑激素升高。劇烈運動還會使體溫升高、心跳加快，這些因素都會干擾你入睡的能力。你可能不小心發送出時間還早的信號而重設生理時鐘。更重要的是，如果你晚上進行劇烈運動，大腦會認為現在是黃昏時刻，我們通常很活躍的時段，因此會延遲褪黑激素的分泌，可能正因為如此，有　些在晚上運動的人（並非全部）也會拖到半夜才去睡覺。如果晚上是你唯一可以運動的時間，不妨睡前洗個澡，可以讓你的身體降溫，進而幫助入睡。

夜班工作人員應何時運動？

夜班工作通常涉及體力活動，因此許多輪值夜班的人可能不需要額外的運動。但是，許多行業的夜班工作性質已經改變，變得久坐不動，這可能會使員工昏昏欲睡，想要靠咖啡因來提神，卻反而干擾了他們回家後的睡眠品質。

雖然沒有太多科學數據可以證明運動是否可做為一種時間提示，將我們的生理時鐘重設到新的時間，但我們確實知道運動可以重設全身器官和大腦的時鐘。由於夜間運動可以增加警覺性、抑制睡眠，因此對夜班工作人員有利。事實上，聖地牙哥警察局的資深警長寇里·馬普斯敦（Cory Mapstone）已經想出一套辦法使他的生理時鐘配合輪班工作。在安靜的值班夜晚，他開車去社區公園，花幾分鐘時間進行一些高強度運動，例如伏地挺身、開合跳動、弓箭步等，以增加皮質醇的分泌。馬普斯敦還回報說，這種技巧幫助他避免咖啡和能量飲料的陷阱，確保他一旦輪班結束後可以睡個好覺。

固定用餐時間可改善運動表現

就像運動可以改善睡眠和晝夜節律一樣，良好的睡眠和晝夜節律也會對運動表現有所回報。眾人皆知，睡個好覺是得到最佳運動表現的必要條件[26]。那麼，飲食和用餐時間呢？

高強度訓練的運動員通常會攝取大量蛋白質來增強肌肉。除非你要參加奧運會比賽，否則請遵循第五章所述的均衡飲食。每個人都應該多關注自己進食的時間，而不是飲食內容。我們的研究發現，相較於可以隨時任意進食的老鼠，當我們限制老鼠只能在8至10小時內進食時，能得到三大實質好處。第一個好處是改善肌肉質量。我們假設禁食14到16小時會破壞肌肉，造成肌肉質量減少，結果卻發現事實完全相反。我們在限制進食12小時的老鼠身上並沒有觀察到肌肉質量下降，事實上，反倒是脂肪量減少了。如果老鼠在8到10小時內吃完健康的飲食，牠們的肌肉質量逐漸增加，而在三十六週後，肌肉質量比隨時任意進食的老鼠多了10％到15％[27]。

我們還知道，許多與肌肉修復和肌肉生長有關的基因，都有晝夜節律性，白天是生產的高峰期，這些基因直接受晝夜節律和進食週期的引導。在我們的實驗室研究發現，有規律的晝夜節律以及清楚的進食週期，會使老鼠的肌肉修復和再生基因倍增。這足以解釋為什麼老鼠會獲得更多的肌肉質量。

　　我們尚未直接針對運動員進行測試，但是，有些傳聞證據顯示這可能是事實。幾位私人教練現在正在採用8小時限時進食搭配運動做為健身祕訣。休‧傑克曼（Hugh Jackman）著名的「金剛狼飲食」事實上正是8小時的TRE。針對接受8小時TRE的阻力訓練運動員所進行的系統研究，也發現了一些好處[28]。請記住，這些都是受過阻力訓練的運動員，本身就具有強健的體格和身材，一直非常注意自己每一盎司的脂肪和肌肉質量。因此，研究人員並不期望十週的TRE測試會帶來太多額外的好處。這些運動員的肌肉質量沒有下降，但是令人驚訝的是，他們的脂肪量顯著減少，許多的身體健康指標也得到了改善。這使我們相信，對於所有人，從非運動員到極限運動員，TRE都對健康有益處。

　　在接受TRE實驗的老鼠身上，我們看到的第二個好處是耐力運動能力的提高。馬拉松長跑對身體和精神都造成很大的負荷，忍受這種痛苦又樂在其中是身體活力的指標。開始這麼長時間的體力活動時，身體會先利用現存的糖做為能量來源，而當葡萄糖或糖原耗盡時，人就會「到達極限」，大腦和身體都感到筋疲力盡，再也跑不下去了。耐力訓練有助於肌肉進行兩種非常有益的代謝適應，在有食物的情況下，肌肉學會從血液中吸收更多的葡萄糖，以便在耐力訓練時有更多葡萄糖和糖原可利用；當所有儲存的糖原用盡時，肌肉也學會適應另一種替代能量，改用儲存的脂肪，將之分解成酮體（ketone bodies），用簡單的碳源做為持續訓練的能量來源。

　　限時進食與耐力運動相結合，會為我們身體帶來雙重好處。TRE會增強肌肉修復和再生的信號，以幫助維持或提升肌肉質量，而加強體力活動有助於從血液吸收更多的葡萄糖到肌肉中，使多餘的葡萄糖得以從肝臟轉移出來，避免變成脂肪儲存在肝臟中（可能導致脂肪肝疾病）。

　　老鼠實驗發現的第三項改善是運動協調性。我們發現遵循限時進食的老鼠運動協調性增強。我們將老鼠放在旋轉鼓中，牠們必須保持平衡，結果發現，進食時段只有8到10小時的老鼠，可以在鼓上停留的時間長度超過20％。運動協調在我們一生中都很重要，尤其是隨著年齡增長，更是不可或缺。

8小時是壓縮所有熱量攝取的神奇數字嗎？我們目前無法確定這一點，但是根據數百名運動員和健康愛好者，使用myCircadianClock應用程式、或以自我監測進食模式決定腳踏車或跑步機運動時間的人，資料顯示限時進食8到10小時之間是提高耐力的最佳時機。當進食10個小時以上時，大多數人不會額外得到限時進食對增強耐力的好處，但並不會對改善睡眠或減少脂肪造成負面影響。

定期運動的人回報說，他們在運動之後較少感到飢餓[30]，這使得8小時的TRE更容易達成。原因是運動可以減少飢餓肽，增加飽腹激素，兩者都受到生理時鐘控制。與適度運動相比，劇烈運動對飢餓感的影響更大。但是，你必須維持運動習慣，因為這種好處會在幾天內逐漸消失。

配合限時進食，提升運動表現

隆妲·派翠克（Rhonda Patrick）有一個網路廣播節目，叫做FoundMyFitness，我很榮幸受邀參加她的節目。隆妲在節食和運動方面非常謹慎，當她開始遵循12小時的TRE時，她感覺很好，並告訴我她更加機敏，也覺得自己好像更健康了。當她嘗試10小時的TRE時，她發現自己的耐力增強，跑步或騎腳踏車好幾英里，都不會覺得很累。但是，當她回到12小時的TRE時，這種好處就消失了。創造持久耐力的最佳時機可能因人而異。我們也不知道每個人的飲食類型是否會影響這個最佳時機。在老鼠的TRE實驗中，我們發現每天只進食8或9小時、禁食15或16小時的老鼠，體內的酮體適度增加。已知酮體是在禁食幾個小時之後產生的，酮體的增加與提升耐力有關[29]。隆妲在進行10小時TRE時，酮體可能略有上升，但在進行12小時TRE時卻沒有。富含脂肪或酮體的飲食可以自然促進酮體的生成，而富含碳水化合物的飲食則不能。因此，大家可以注意自己的飲食、以及執行的TRE時數，找出提升個人耐力的最佳時機點。

終極破壞因素：
光與電子產品

第 8 章

我們在白天接觸自然光的機會減少了，但夜間反而接收了更多的人造光。然而，工業化和電力並不是我們生理時鐘幾乎崩潰的主因，而是無所不在的3C產品和數位螢幕。幾年前，輪班工作才是晝夜節律的主要破壞者，如今活絡的網際網路才是罪魁禍首。

我們生活在時空錯亂的世界中，無時無刻受到新聞和娛樂的控制，虛擬世界沒有晝夜之分，我們總是能找到可以聊天的對象，或可供娛樂的東西來填補空閒、失眠或無聊的時間。就算我們沒關注最新的貓影片、網紅或其他新鮮事，也會試著透過社交網路與朋友、家人或同事保持聯繫，而他們通常是居住在不同時區的人。這種生活方式造成了晝夜節律紊亂，也就是所謂的「數位時差」，我們的身體待在原地，而大腦卻在另一個地方運作。

我們知道，身體並不能長久處於清醒狀態。當癌症專家說輪班工作是已知的致癌因素時，指的正是使夜班人員能熬夜上班的強光。國家毒理學計畫（National Toxicology Program）最新的一份報告，評估了與光有關的非癌症相關健康問題，發現夜間光線照射可能與心臟病、代謝疾病、生殖問題、胃腸道疾病、免疫系統疾病和許多精神疾病有關[1]。有趣的是，這些都是許多美國人正在面臨的慢性疾病，也都與晝夜節律失衡有關。在第三單元中，我們將分別討論這些問題。

我們知道半夜暴露在強光之下會破壞晝夜節律。哈佛大學睡眠醫學教授查爾斯・齊斯勒（Charles Czeisler）在1980年代做了一個簡單的實驗，召募一群健康的志願者並記錄他們的基本體溫，然後讓他們在夜晚不同時段暴露在明亮的光線下，隔天再次記錄他們的體溫。結果發現，午夜至凌晨兩點之間暴露於強光下的志願者中，核心體溫的晝夜節律在第二天完全消失了，好像身體瞬間失去時間感一樣[2]，只有恢復其正常的明暗週期，第三天體溫調節才恢復正常。

老鼠的實驗也證明，光照的影響可能不僅限於警覺性、睡眠、抑鬱和偏頭痛的範圍，甚至延伸到更嚴重的癲癇發作病例。有一種特定類型的癲癇病，名為「夜間額葉癲癇病」（nocturnal frontal lobe epilepsy），通常發生在夜間，有部分是不論時間，被明亮的頻閃燈所觸發。人類的這種疾病是由所謂的CHRNB2（cholinergic receptor nicotinic beta 2）基因突變引起的。索爾克生物研究所有位受人尊敬的同事史蒂夫・海涅曼（Steve Heinemann），因為發現神經系統的幾個分子而聞名，他深入研究和人類有同樣夜間癲癇病基因突變的老鼠，但是老鼠卻從未表現出任何癲癇跡象，史蒂夫便失去了興趣。有時的確會發生這種事，人類疾病無法完全複製在老鼠身上，反之亦然。但我對這個基因很感興趣，因為它在大腦中有明顯的晝夜節律性，因此我認為它可能與喚醒和睡眠調節有關。當我們觀察這些老鼠的晝夜活動模式時，發現牠們確實有睡眠問題。正常老鼠會在晚上醒來、一直到早晨入睡前都保持活躍，而 β 2突變的老鼠卻會在半夜醒來，在凌晨之前很活躍[3]，好像牠們對光的正常反應發生了改變。有趣的是，有夜間額葉癲癇病的患者在深夜也常處於清醒狀態，反而白天一整天都很想睡。雖然老鼠無法複製人類的癲癇發作型態，但我們確信，突變老鼠的睡眠／覺醒模式反映出人類患者的睡眠模式。這些實驗為我們提供初步的線索，即該基因會透過從眼睛到大腦接收到的光信號變化而起作用，以幫助大腦決定保持清醒還是睡眠。

幾年後，加州大學柏克萊分校神經生物學教授瑪拉‧費勒（Marla Feller）發現了另一個驚人的結果。她指出，缺少該基因的老鼠對藍光非常敏感。即使在昏暗的光線下，牠們眼睛裡的神經細胞也會發亮，就像眼睛暴露在強光之下一樣[4]。這個缺陷可追溯到黑視素蛋白細胞對光過度敏感的特性。人在剛出生的時候，眼睛並未完全與大腦連接，眼睛內負責傳輸光信息到大腦的神經節細胞，事實上向外擴展，或專門連接到大腦許多區域，以調節光線對視力、行為、睡眠、警覺、抑鬱、癲癇發作、偏頭痛等的影響。這種神經節細胞模式已被大量研究。可以想像，眼睛與大腦之間的連接錯誤會造成的終身後果。令人驚訝的是，雖然黑視素蛋白只少量存在於所有神經節細胞的2％至4％而已，但是，當這些黑視素蛋白細胞的活性降低或活性增強時，卻會影響其餘96％到98％的細胞各自連接到大腦的功能。缺乏 β2基因的老鼠具有更敏感的黑視素神經節細胞，與大腦各神經節細胞的整體連接也存在缺陷。

反之，布朗大學神經學教授大衛‧伯森（David Berson）發現，缺乏黑視素蛋白基因的老鼠也有大腦連接的缺陷[5]。根據在老鼠身上的實驗預測，人類的幾種神經系統疾病，包括偏頭痛、癲癇、癲癇發作，甚至過度的光敏性，都可能是因為眼睛與大腦的連接產生問題。這些都是由於潛在基因突變所造成的嚴重疾病，但也有一些不太嚴重的突變形式，或許不會致病，但可能會使人終生都對光很敏感。有些人可能不那麼敏感，在客廳一般光線下照樣睡得著，而有些人卻會受到影響，一直到半夜都還醒著，只能在完全黑暗的臥室裡睡覺。

即使昏暗的光線也會干擾生理時鐘。哈佛大學的睡眠研究員史蒂芬・洛克利（Steven Lockley）指出，只要8 lux就足以產生影響（這是多數檯燈能達到的亮度，是夜燈的兩倍）。眼睛盯著大部分螢幕時，中、高亮度就會讓視網膜和大腦接觸到更多藍光。藍色波長在白天是有利的，因為有助於提高注意力、反應時間和心情，而在晚上似乎最具破壞性，接觸到藍光會減少褪黑激素的分泌並抑制睡眠。對於兒童和青少年來說，充滿藍光的螢幕會造成嚴重問題。2016年一項針對六百名兒童的研究指出，盯著螢幕時間越長的兒童，更有可能出現睡眠品質不良和行為問題[6]。

各類照明光源的藍光含量

光色組成

光源	色溫	紫	靛	藍	綠	黃	橙	紅
日光	5500–7500 K	+	+	+	+	+	+	+
冷白色LED燈	6000 K	-	+	+	+	+	+	+
電腦／手機螢幕	6500–7500 K	-	+	+	+	+	+	+
自然白光LED燈	3000–4000 K	-	+	+	+	+	+	+
暖白色LED燈	4000–5000 K	-	+	+	+	+	+	+
省電燈泡	6000 K	-	+	+	+	-	+	-
鎢絲燈泡	2700 K	-	-	-	+	+	+	+
鹵素燈泡	3000 K	-	-	-	+	+	+	+
戶外／高壓鈉燈	2200 K	-	-	-	+	+	+	+
燭光式OLED	2000 K	-	-	-	-	+	+	+
蠟燭	1800 K	-	-	-	-	-	+	+

（上段）
• 提升警覺性
• 減少睡眠
• 最適合白天
• 晚上會擾亂生理時鐘

（下段）
• 白天活動光線不足
• 一切適用
• 任務照明
• 夜間減少對生理時鐘的危害

減少螢幕上的藍光

就像控制用火徹底改變人類生活一樣，聰明運用數位設備是我們恢復健康的關鍵。我們每天有8小時以上的時間都盯在數位螢幕上，螢幕的亮度和色彩成了我們接觸光照的重要來源[7]。減少螢幕上的藍光是減少夜間藍光照射的明智做法。

1998年在青蛙皮膚中發現黑視素的基礎研究，轉變成藍光革命[8]，著實令人欣慰。例如，著名的Picasa相片編輯軟體發明者邁克·赫夫（Michael Herf）對我們的研究特別感興趣。他意識到，只要有一個簡單的應用程式，可將傳統藍光螢幕的亮度和顏色，設定轉換成少量藍光、略帶橙色的螢幕，或許可以幫助到一些人。於是他設計了f.lux應用程式，供人下載到任何電腦或Android手機上，可透過程式設定自動變更螢幕的顏色和亮度，配合用戶的選睡眠時間，轉換成更舒緩、不具破壞性的橙色或紅色色調。全球有成千上萬的用戶下載了這個應用程式，臨床研究也證明，透過f.lux減少藍光暴露可以改善睡眠並減少眼睛疲勞。

看到這個簡單的應用程式空前的成功，蘋果、三星和其他手機製造商也將它納入許多智慧型手機的標準功能。蘋果稱之為「Night shift」護眼模式，你只需要設定偏好的睡眠和起床時間，其他任務就交給應用程式處理，如減少螢幕藍光，從亮白色轉變成米色光。如今，幾乎每款新上市的筆記型和平板電腦都具有內建功能，可以設定螢幕亮度或顏色的更改時間。很高興看到我們對老鼠的發現在十五年內，從簡單的觀察變成超過十億台設備採用的應用程式。

許多新電視也納入這項技術。例如，三星的「護眼模式」功能會逐漸改變電視螢幕上的顏色，並減少藍光。你的眼睛會慢慢適應，在看最喜歡的節目時，甚至不會注意到顏色變化。如此一來，你享受著電視娛樂，睡眠也不會受到藍光的影響。

　　如果你不想買一台新電視，也可以用附加產品來改變舊的電視機。例如，Drift TV是一個小盒子，可透過HDMI輸入連接到電視，就能從螢幕上去除一定比例的藍光。用戶可以設定要過濾的藍光量：例如，設定在1小時內去除50％的藍光（或以10為單位增量、遞減）。如此一來，光的變化天衣無縫，幾乎無法察覺。

簡易的居家照明解決方案

　　我們在照明和藍光領域的發現，啟發了照明設備製造商、建築師、工程師和室內設計師重新思考室內居家照明。這些專業人士將符合晝夜節律的照明技術定位為下一個重大的里程碑。現在時機已經成熟，業界進一步的創新和競爭力會將最新的照明設備帶入居家環境。

　　燈泡的不斷發展為晝夜節律帶來了新的挑戰和機遇。例如，由於長期難以生產藍光譜燈，LED（發光二極體）燈泡最初是以紅色和綠色光譜生產。最近，2014年諾貝爾獎得主赤崎勇（Isamu Akasaki）、天野浩（Hiroshi Amano）、和中村修二（Shuji Nakamura）的獲獎作品，使藍光譜LED燈泡更加實惠。這些LED藍光燈泡產生的光量增加了數倍，如今12瓦LED燈泡的亮度，與十年前60瓦的光源一樣。這項照明領域開創性的發明降低了功耗，並帶動了LED燈的工業化生產。雖然這些LED燈比傳統鎢絲燈泡更節能，但同時也會產生更多藍光，干擾人們晚上入睡的能力。隨著越來越多人從鎢絲燈泡改採更便宜的LED，晝夜節律失衡問題只會日益嚴重。

　　一些最出色的家用產品和先進科技已受到美國航空暨太空總署

（NASA）的推廣：例如Velcro（魔鬼氈）和Tang（菓珍速溶固體飲料）。我們從國際太空站了解到，太空人的晝夜節律受到嚴重破壞。由於持續的照明，以及缺乏與真正日出和日落之間的聯繫，他們無從分辨白天和黑夜的區別。為了改善他們的睡眠和晝夜節律，美國航空暨太空總署正在更換國際太空站內的燈泡，改採可調整顏色和亮度的新型LED燈泡。

這些可調節的LED燈也適用於居家照明，甚至可以透過智慧手機或遙控器來調節燈光的亮度和顏色。還可以進行程式設定，在一天不同時段改變顏色和亮度。換句話說，我們可以透過在白天增加藍光，在晚上增加琥珀色光（模擬自然的晝夜循環）來重建半自然照明。早晨燈具會從完全黑暗變成明亮的藍光，在一天結束時，再慢慢變暗，轉為橙色光，然後完全黑暗。目前這些可調式燈泡的價格還是很昂貴，但是，正如過去一百年的照明趨勢顯示，成本可能很快就會下降。未來這些燈泡可以在網路上以及許多五金店購買。

目前，屋主可以在現有的LED燈具上安裝調光器。白天可以將燈光設定為最大亮度，到了晚上再調暗，只要光線足夠在房屋內安全移動即可。另一個簡單的解決方法是，在不同的房間裝設不同的燈泡。例如，如果你有兩間浴室，就在夜間較常使用的浴室安裝昏暗的燈光，而在早晨使用的浴室安裝明亮的LED藍光照明。當你一早醒來走進明亮的藍光浴室時，暴露在光線下會使褪黑激素減少分泌，讓你更加清醒。

如果你晚上經常醒來上廁所，不妨安裝直接照射地板的感應式照明，這類型的照明造成的干擾最小，不會激活眼睛內的藍光感應。我發現它現在已成為許多飯店的標準功能，我可以想像它在醫院、療養院，以及消費市場中可能帶來的好處。

或者，你也可以換成使用琥珀色的燈泡，散發出一點橙色光，這些燈泡發出的藍光較少，不會對生理時鐘造成太大干擾，還會幫助晚上褪黑激素升高，因此家裡每個人到了晚上十點、十一點左右都會覺得想睡。許多大型家庭零售商的照明部門都會提供樣品，讓你清楚看到各燈具之間的差別。

你還可以調整晚上使用的照明類型。為了閱讀或做作業，你可能需要比昏暗的頂燈所提供的光線更多一點，與其照亮整個房間，不如改用任務照明檯燈，這種類型的光線會集中落在工作表面，而不是落在眼睛，因此你仍可在相對明亮的光線下工作，但整體光照接觸較少。

紅燈的藍光含量最低，適合用於夜燈。例如，英國有一個電視節目叫《醫生上門來》（*Doctor in the House*）。主持人蘭甘・查特吉醫生（Rangan Chatterjee）會在不同家庭暫住一段時間，幫助住戶解決健康問題。他會分析住戶的生活作息，看看可以做什麼調整，好改善健康狀況。他非常關注我的研究，他所提出的建議之一是，將兒童臥室的夜燈改為紅色，他發現這麼做孩子的睡眠時間可以延長整整1小時。

青少年、燈光和電腦

我們進行了一些初步研究，證明青春期的男孩喜歡生活在黑暗中，這顯然會破壞他們的晝夜節律：白天他們應該暴露在明亮的光線下卻避開，然後整晚在黑暗的房間裡盯著螢幕。因此，如果你看到自己的孩子出現這種行為，請鼓勵他打開窗簾，並將電腦和手機設定成晚上睡覺前2小時發出較少的藍光。

試用藍光過濾眼鏡

　　三十多年的研究，讓我們知道藍光過濾眼鏡可以緩解慢性偏頭痛。早在人們了解藍光對分子和神經層面的影響之前，1980年代後期進行的一項研究中，有一位醫生懷疑光的顏色會影響偏頭痛，便對每個因偏頭痛而缺課的孩子做了一個簡單的實驗。他將孩子們分成兩組，一組戴過濾藍光的粉紅色眼鏡，另一組戴過濾橙光的藍色眼鏡。結果發現，戴藍光過濾眼鏡的孩子偏頭痛的發生率較低，發作的時間也較短，而且錯過上學時間的機率也更少[9]。

　　2010年，東京慶應義塾大學醫學研究所眼科學教授坪田一男（Kazuo Tsubota）聽說了我們在藍光感應黑視素細胞方面的研究。他目睹日本令人不安的趨勢，年輕的孩子花太多時間盯著電腦螢幕或玩電動遊戲，晚上睡得很少，甚至整天都感到疲倦，而老年人也常熬夜看電視。日本做為照明技術的先驅，也在迅速適應LED燈的發展。坪田一男博士認為，說服人們調暗燈光幾乎不太容易實現，反之，他想出了一個簡單的主意：開發藍光過濾眼鏡，希望對減輕眼睛壓力和改善睡眠會有幫助。就像在白天戴太陽鏡保護眼睛免受陽光直射一樣，藍光過濾眼鏡是在晚上配戴的，好減少照射到眼睛的藍光量，無論是在家看電視或是在超市、藥妝店或健身房。

　　當我在2012年見到坪田一男博士時，他已經特製了一副看似粉紅色色調的眼鏡了。每天晚上七點左右，他都會摘下平日的眼鏡，戴上粉紅色這一副，親身經歷更好的睡眠。後來，他說服眼鏡製造公司JINS生產價格可能低於25美元的消費產品。於是JINS的藍光過濾眼鏡在日本暢銷熱賣，許多眼鏡製造商也相繼透過美國光學眼鏡行或在網上銷售。現在有疑慮的是，為了保護配戴者的眼睛免受陽光照射而從清澈變為深色的鏡片，也被當成「藍光過濾」眼鏡販賣。

　　你可以在晚餐後立即戴上藍光過濾眼鏡，10到15分鐘之後，你的眼睛就會放鬆，眼睛疲勞減輕，大腦也會適應顏色。別人可能會認為你是波諾（Bono，Paul David Hewson）的忠實粉絲，但無所謂，至少你可以控制進入視網膜的光線。（波諾本名保羅・大衛・休森，是愛爾蘭知名搖滾樂團U2的主唱兼旋律吉他手，在公眾場合上的標準配備是太陽眼鏡。）

　　如果你配戴能過濾藍光的眼鏡，就不需要更換家中的燈泡，或為筆記型電腦、電視安裝適合的應用程式。但是，如果你白天戴的是近視眼鏡，請勿在眼鏡上鍍一層藍色濾光鏡，因為白天仍需要藍光（如果你正在旅行，這會使時差更嚴重）。如果你想使用藍光過濾眼鏡，確保只有一副晚上單獨使用的，只要在睡覺前3至4個小時戴上即可。

　　最後，注意鏡片的顏色，橙色／粉紅色色調可以過濾掉最多的藍光；其他顏色只能過濾5％到15％的藍光，量太小，無法達到真正的效果。

科學發現的涓滴效應

2013年，坪田博士在東京召開了藍光會議，照明工程師、眼科醫生、精神科醫生、和像我這樣的科學家首度聚在一起，討論如何管理LED照明的新浪潮。幾年前坪田博士在日本開啟的流行，如今正在世界各地引起迴響。2017年3月，我參加一個各領域菁英集結的研討會時，有人向我推銷藍光過濾「黑視素眼鏡」，一副要價99美元。一個月後，我去驗光師那裡配新眼鏡時，她問我是否需要在新配的眼鏡上鍍一層藍色濾光膜。

白天不要配戴藍光過濾眼鏡

看到我的基礎科學研究改變人類生活，這點令人欣慰，但我也有點擔心。2017年4月，我接到朋友茱莉・魏-沙茨（Julie Wei-Shatzel）的電話，她是加州佛森市的初級保健醫師，她告訴我，有一位患者最近從東海岸旅行後，經歷了嚴重的時差和類似抑鬱的症狀。她發現患者剛配了一副新眼鏡，帶有藍色濾光塗層。這副眼鏡據說適用於電腦工作，有助於減輕眼睛疲勞。魏-沙茨博士發現，雖然眼鏡很有效，但白天連續使用這種眼鏡其實會過濾掉我們維持情緒所需的大部分藍光，並使生理時鐘無法配合當地時間。由於眼鏡把藍光過濾掉了，患者的生理時鐘也被卡住了。缺少明亮的光線就像加拿大北部的冬天，患者的大腦正慢慢向抑鬱的方向漂移。

魏-沙茨博士了解我的團隊在藍光方面的研究，因此她請患者換回舊眼鏡，看看是否可以改善他的心情。幾週後，患者恢復正常，心情好轉也沒有時差。

另一種形式的時差反應：醫院照明

在醫院環境中，管理光線變得越來越重要，因為光線對生理時鐘來說，可以直接影響康復和治癒的狀況。大多數的醫院病房都很明亮，病人好像一直生活在白天。這在新生兒重症加護病房（NICU）更為嚴重，生理時鐘尚未發育完全的早產嬰兒，會連續數週幾乎一直處於光照之下。在一項有趣的研究中（目前有待其他醫院複製進行），只要用毯子蓋住新生兒加護病房嬰兒床幾個小時，營造出夜晚的感覺，就能大大改善這些脆弱嬰兒的健康狀況，他們從重症加護病房轉到普通病房的速度，要比接受標準護理不斷暴露在光照下的嬰兒更快[10]。

自行測量光照量

　　光是一個有趣的環境因素，會在大腦中玩奇怪的花樣。在陽光明媚的日子，當你剛從室內走到室外時，強光和亮度會使你目眩，但在幾分鐘之內，你就可以完全適應明亮的日光而正常活動。反之，當你走進黑暗的電影院時，一開始很難找到路，但幾分鐘之後，你的大腦就會適應黑暗，可以看到之前沒看到的東西。因此，只靠眼睛和大腦評估房間的亮度，確定需要或應避免多少光照並不容易。

　　在晝夜節律研究中，我們通常使用類似手錶的裝置來測量我們的運動、計算步數和睡眠總時數，其中許多裝置也可以連續幾天每30秒感應一次光。我戴這些手錶已經好幾年了，當我在肯亞的馬塞馬拉國家保護區露營時，我觀察自己的光照模式，手錶顯示我一天超過8小時獲得2,000 lux或更多的光，雖然我大部分時間都待在一輛小貨車裡、樹下或帳篷中。幾天後，我在奈洛比的一個實驗室工作，窗戶很大，採光充足，我還是能得到2、3小時超過2,000 lux的明亮日光，以及幾個小時300到500 lux的散射日光。幾天後，回到聖地牙哥的家中和辦公室，我感到驚訝的是，我平日的光線照射值很糟，得到的明亮光線幾乎不到1小時，大部分時間是在我開車上下班的途中。

　　在我的實驗室裡，我們使用相同的腕戴式裝置，觀察了數百名生活在「陽光明媚的聖地牙哥」人士的光照情形。其中大多數人在開車時、或坐在戶外喝咖啡吃東西、或散步時都能享受到充足的日照。但這些數值具有誤導性，因為即使光線照射到他們的手腕上，許多人仍戴著墨鏡，使眼睛接觸的光線減少了7到15倍。

　　不是每個人手錶上都有光度計（至少目前還不普及，但我們希望某些活動追蹤器或智慧手錶能盡快添加光感應器），如果有一個是有好處的。

例如，有些人晚上通常會覺得疲倦和想睡，但是出門去辦一些事之後（去超市買東西、牛奶或啤酒，去藥妝店，或只是逛街），就會完全清醒過來，這可能與室內照明有關。超市、藥妝店、加油站、食品超市或大型購物中心，至少有500 lux的明亮光線。有些商店甚至照亮貨架，讓光線直接照射到眼睛。這種光量比大腦晚上要平靜入睡時所能接受的亮度要高數百倍，難怪我們晚上逛完後，會感到亢奮睡不著。

幾年前，在我實驗室工作的一名高中生班‧勞森（Ben Lawson）想出了一個方法，利用智慧型手機中的照相功能來測量光線，他設計的應用程式myLuxRecorder（目前可在iPhone免費下載使用），可取得任何地方的光照量讀數。這讓我弄明白某些商店有多明亮。你可以進行相同的實驗，調查自己夜間承受多少光照，可能的話，盡量減少光照。

太陽鏡呢？

太陽眼鏡可以使到達眼睛的明亮光線減少7到15倍。這代表，如果車內的日光約為5,000 lux，那麼太陽眼鏡可將曝光量降低至330到700 lux之間。考慮到這種計算結果，又知道我主要的日光照射來自於我開車上下班途中，立刻讓我決定平日開車時不再戴著太陽眼鏡。你可能認為太陽的紫外線會損害你的視網膜。但事實上，像我這樣大多數在辦公室內工作的人，每天很少暴露在直射的陽光下幾分鐘以上，而我們的車窗和擋風玻璃，以及角膜和眼睛的晶狀體，其實早已過濾掉很多紫外線，不至於造成傷害。即使在加州，我只在公路旅行或待在海灘幾小時的時候才會戴太陽眼鏡。在平常的日子裡，在我開車不到1小時的路途中，我不會戴，而是選擇完全暴露在日光下，好設定我的生理時鐘。當然，我從不直視太陽。

技術使我們步入正軌

　　追蹤日常作息有助於更清楚評估個人的進食、睡眠和活動方式如何幫助或阻礙身體自然的晝夜節律。但是，要監測什麼呢？有許多指標可以透過消費產品的技術進行監控，某些醫療級設備也可能有用。例如，我們的心率、血壓和體溫都有正常規律，應該會在傍晚開始下降，然後在準備起床時慢慢上升。如果你可以定期了解這些模式，就會知道你與理想生理時鐘的緊密程度，然後即時進行任何必要的調整。夜間血壓下降是衡量心臟健康的好方法。同樣的，核心體溫每日規律變化是穩定晝夜節律的指標。部分新推出的可穿戴裝置中有體表溫度感測器，能夠反映核心體溫的變化，顯示夜間體表溫度升高，而白天出現小幅下降。

　　另一個健康指標是驗血，可以測量周圍毛細管的血氧飽和度（SpO2）。我們入睡時，SpO2濃度應保持在95％以上，但是一些患有嚴重睡眠呼吸暫停的人，可能會看到低於95％以下的數字。利用家庭式溶解氧檢測儀觀察這些數字，可以讓你清楚了解身體的氧氣節律。

體溫和排卵

我們的體溫有可預測的二十四小時規律變化。生育年齡婦女的體溫變化也與月經週期相吻合。陰道溫度生物感應器可以連續幾天每5分鐘測量一次溫度，可預測女性確切的排卵期[11]。掌握排卵的週期有助於女性更準確地計畫懷孕。

　　人們越來越有興趣使用可穿戴式感應器的數據來監測自身的晝夜節律，也有許多科學論文評估市面上相關產品的效用[12,13]。我們希望這項技術能很快用於測量身體內部週期變化，並追蹤睡眠時間、運動或進食習慣改變如何增強或減弱我們的晝夜節律。

　　雖然上述節律可以從皮膚測量，不需要打針，但連續血糖監測系統（CGMS）得將細小的感應器插入皮膚，測量每隔1或5分鐘的血糖變化，連續7到14天，這項令人振奮的技術是目前糖尿病患者的福音。以色列魏茲曼科學研究所（Weizmann Institute of Science）伊蘭・埃利納夫教授（Eran Elinav）已將這些血糖監測儀用於數十名健康人士身上，並指示他們每次進食都要拍攝食物照片，想藉此確定每餐的葡萄糖反應，以及血糖濃度恢復到基線所需的時間[14]。對於有些人來說，某些食物會引起血糖急遽上升，而其他人同時吃相同的食物血糖上升幅度較小。這種類型的分析可用於確定某人夜間血糖上升幅度是否較大，也可以幫助人們釐清最後一餐的最佳進食時間，以使血糖適度上升。或者，可能也有助於人們確認富含蛋白質和脂肪的晚餐是否會讓血糖上升幅度較小，因此是更健康的選擇。當你開始遵循TRE，又擔心葡萄糖濃度會在晚上急遽下降時，這是一個理想的監測系統，因為可以透過手機追蹤數據。目前在美國這些設備尚未直接銷售給消費者，只能由醫師開立處方依法使用。不過隨著這些傳感器的快速發展，許多產品可望從醫療級轉變成民生消費級，不妨向醫師或當地藥劑師諮詢購買。

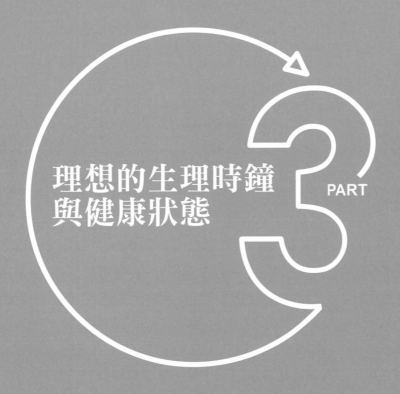

PART

3

理想的生理時鐘
與健康狀態

第9章　生理時鐘、微生物基因組和消化問題

　　珊蒂自認身體健康，除了每天晚上睡前服用制酸劑外。湯姆確信高麩質飲食導致他每天胃痛和消化不良。麗莎知道她不能吃乳製品。艾比不知道為什麼會長期便祕。瑪麗亞睡前一定要吃冰淇淋，否則整夜無法入睡。

　　這些消化問題非常普遍，以至於許多人都不認為這是健康問題，更別說慢性疾病了。根據國家糖尿病、消化與腎臟疾病研究所（National Institute of Diabetes and Digestive and Kidney Diseases，美國國家衛生研究院的一部分），確認超過四分之三的美國人口患有一種或多種消化系統慢性疾病，包括胃酸逆流、腹瀉、便祕、排氣、腹脹和腹痛，而且大多數人不看醫生，因為他們認為這是正常現象。但是，這些症狀並不是正常的，它們可能是消化系統失控的徵兆。其實你不必忍受這種不適，透過調整生活方式，注意自己的生理時鐘，就可以恢復健康。

　　我們以前認為消化系統就像一個不斷運轉的鍋爐，可以隨時添加食物進去，這些食物都會被代謝產生能量，現在我們知道事實並非如此。飲食幾乎各個層面，從渴望食物或感覺飢餓到消化和排泄，都是根據生理時鐘運作。更重要的是，我們還知道，在錯誤的時間吃不健康的食物不僅會擾亂消化系統的時鐘，還會造成疾病和慢性病。

消化系統的週期

　　消化過程分為多個階段，每個階段都有一定的規律。第一階段亦即所謂的頭期（Cephalic phase）發生於口腔。就像巴甫洛夫（Pavlov）實驗的狗一樣，我們看到、想到食物，或習慣在某個時間進食時，嘴巴就會開始分泌富含酶的唾液，使胃更容易運作。一旦我們開始咀嚼，口腔就會分泌更多唾液，大腦則會指示胃釋放消化酸。消化所需的酸有將近三分之一是在頭期釋放。晚餐後即使是少量的零食，一塊巧克力、一杯紅酒，甚至一顆蘋果——都會觸發胃酸分泌，然後開始持續幾個小時的消化過程，這會打亂生理時鐘。我們應該在晚上冷卻下來，但吃東西會使身體變暖，讓睡眠更加困難。（譯註：巴甫洛夫是俄國生理學家，他研究狗的消化，觀察其唾液分泌與相關因素變化的關係，發展出大腦對刺激和做出反應的「古典制約」理論。）

　　唾液分泌是有晝夜節律的：在白天分泌量最多，比睡覺時多十倍。夜間唾液分泌減少有助我們保持睡眠，但這也是醒來後口乾的原因之一。白天唾液分泌會中和可能透過食道回流到口腔的胃酸，但夜間唾液分泌減少，不足以完成這項任務，而深夜進食會產生過量的胃酸，萬一胃酸從食道回流進入口腔，就不會有足夠的唾液來中和胃酸。因此深夜進食容易引發胃酸逆流，如果不加以控制，則會引起食道發炎，並對食道、胃和牙齒造成永久性損害。

　　食物一旦咀嚼完畢、吞下之後，會沿著食道向下輸送進入胃部，開始胃部階段（gastric phase）的消化過程。食道和胃交界處的括約肌將酸容納在胃部，胃部的酸性環境就像釀造桶，進一步將食物分解成微小分子，這種酸非常強烈，甚至可以殺死沙拉或壽司等生食中發現的細菌。過量的胃酸分泌，即使發生在適當的時間，也會導致胃酸逆流。胃酸分泌減少也不好，反而會促進不良細菌滋長而導致腹瀉，也會造成消化不完全的食物分子，刺激腸壁中存在的免疫細胞引發炎症，這就是所謂的「腸漏症」（leaky gut）。

胃黏膜上覆蓋一層粘液狀物質，確保食物分子通過時黏膜不會受損。胃黏膜充滿了細胞，像鵝卵石街道狀排列，當其中任何一個細胞受損時，胃黏膜就會受損，進而增加腸道物滲漏到體內的可能性。消化過程中的物理和化學作用都會破壞這些細胞，但胃黏膜會在兩餐之間進行修復。單一細胞如果受損，會被取代，更換為新細胞。事實上，我們的腸道內膜受到的損傷很大，每天有10％到14％的細胞需要汰舊換新。這種維修和更新過程是有晝夜節律性的。每次我們睡覺時，大腦分泌的生長激素都會聯絡腸壁進行自我修復，指示腸壁檢查受損細胞，並用新細胞替換滲漏的斑塊。由於每次進食都會消耗一些粘液，這些細胞也會分泌大量粘液來潤滑腸壁。

當我們進食的同時，胃也會產生胃酸，這個機制也有晝夜節律特性。胃酸的分泌通常在睡前幾個小時比較高，大約晚上八點至十點[1]。如果早晨胃酸分泌的任意單位是1，在晚上會達到5。但是，當白天進食時，胃酸分泌量可能高達50；而晚上吃等量的食物，胃酸分泌量可能會提高至100。這代表吃完一頓適量晚餐產生的胃酸，將遠大於午餐時段的胃酸分泌量。這可能是腸道的防禦機制，確保如果某種細菌或病原體在夜間不小心侵入胃部，胃的酸度可能會在它進入下一階段（intestinal phase，夜間速度減緩的腸道階段）之前，就將它破壞掉。因此，任何晚上進入胃部的食物，都必須在高酸環境中等待。因深夜進食而產生的過量胃酸會填滿胃部，而當食物在夜間沿著消化道緩慢移動時，這種酸會慢慢向上回流到口腔，造成胃酸逆流。

我們的食物在胃部停留2至5個小時，具體時間取決於我們吃了多少。接著食物會透過胃進到腸道，在此繼續進行酶和化學消化，這代表消化過程進入腸道階段。腸道的功能不在於處理胃部分泌的胃酸，因此一旦食物進入腸道，酸的分泌就會減少並被中和。

食物進入腸道，並不會自行移動，而是沿著消化道被周圍的肌肉向前推擠，稱之為腸道蠕動（gut motility）或腸收縮（gut contractility）。腸道神經細胞發出的電信號會觸發肌肉擴張和收縮，因而產生波狀運動，將食物推入消化管道。一旦食物被完全消化，營養物質被吸收，剩餘的殘渣就會到達結腸（腸道最後部分），成為糞便排出體外，全程需要整整24至48小時。這種從腸道到排泄的運動具有晝夜節律性：白天運動更為活躍，而夜間運動非常緩慢。正因如此，我們通常不會在半夜醒來排便。飽食一頓之後立刻躺下，會使食物無法順利向下移動到腸道，也會導致胃酸逆流，這個問題會隨著年齡增長變得更加明顯。就像我們平時不運動，肌肉組織會隨年齡老化而變弱一樣，胃肌也會減弱，到了這個地步，將食物向下推入胃部的電脈衝也會變得微弱。所以當身體平躺時，如果沒有重力的作用，食物將不會穿過腸道，而是會留在原位，或移動非常緩慢。

飯後最好不要躺下看電視或其他螢幕，不如養成一個好習慣，去散步或做一些需要站立的瑣事。善用地心引力而不是與之對抗，有助於防止胃酸逆流。

真的有腸漏症嗎？

當腸道像花園老舊的水管一樣洩漏時，會使內臟暴露於消化酶和細菌中，還會引發造成生命危險的敗血性休克（septic shock），這種情況需要立即就醫。為簡單起見，我和許多醫學專家一樣採用術語「腸漏症」：描述狀況不佳的腸道，容易引起發炎，並且可能漏出比一般細菌還小的微粒分子。更重要的是，可能會使你過敏的食物，不必從腸道中洩漏出來就足以引發全身性炎症。如果這些過敏源接觸到胃黏膜，腸道中有足夠的免疫細胞被激活而引起發炎反應。這些來自腸道的免疫細胞可以透過血流傳播到身體其他部位，一旦被激活後，就會「傳播」有關有害食物的信息，而引起全身發炎。這兩種解釋都表明，食物不必突破這一層障礙就可以引起健康問題。

不同食物有不同的消化方式

每種食物中的能量營養素（蛋白質、碳水化合物和膳食脂肪）消化方式都有不同。所有營養物質首先被吸收到胃黏膜中，然後再釋放到血液，再從腸道輸送到肝臟，再經由肝臟輸送到其他器官。蛋白質被分解成氨基酸，很容易被血液吸收做為新細胞的建構基礎。碳水化合物被分解成簡單醣類。膳食脂肪是最難吸收的，它們需要利用由肝臟產生並儲存在膽囊中的膽汁，才能轉化成乳劑，隨後被小腸吸收，然後進入血液。膽汁的產生具有很強的晝夜節律性，這種週期不僅確保身體有足夠的膽汁準備好吸收飲食中的脂肪，還可以分解肝臟中的膽固醇。

身體吸收葡萄糖、氨基酸和脂肪的過程具有很強的晝夜節律性。吸收營養也需要大量能量，正因如此，不可能一直持續進行。吸收食物中營養物質和其他化學物質的腸道細胞，有不同的通道或閘門，只允許某些類型的分子通過，而這些閘門的開啟和關閉也有晝夜節律性。

在消化過程中，不同的營養素也會激活不同的腸激素。氨基酸（來自蛋白質）激活荷爾蒙胃泌素（gastrin），指示胃細胞分泌胃酸。同樣的，脂肪會激活腸道中的膽囊收縮素（CCK），促使膽囊釋放膽汁。腸道中產生的許多激素和化學物質會刺激大腦，影響我們的情緒和認知，例如，腸道中的CCK和其他激素會影響我們是否感到沮喪、興奮、焦慮或恐慌。

其他腸道激素會感應食物的存在，向身體各部位和大腦發出訊號表明有新的能量來源。例如，當胃空了時，飢餓肽（ghrelin）會通知大腦肚子餓了。飢餓肽本身具有晝夜節律性，確保我們胃部食物清空時才會感到飢餓。飯後，飢餓肽分泌下降，使我們有飽足感，因而停止進食。如果飢餓肽分泌失調，那麼即使我們吃飽了，還是會持續感到飢餓，最後會造成胃部有太多食物而消化液不足，導致消化不良。睡眠會減少飢餓肽的分泌，即使我們正常醒來也不會馬上想吃東西。然而，當我們睡眠不足時，即使胃仍在消化最後一餐，飢餓肽分泌也會升高，使我們感到飢餓。

這種反應可能是大腦的準備機制，確保我們有足夠能量來應對夜間的突發事件。我們的祖先不會在半夜醒來接電話、查看簡訊或電子郵件，而是為了逃避掠食動物或撲滅大火，這些活動需要大量的體力。因此，身體有自然的應急程式使我們可以在夜間進食，確保需要緊急應變時有足夠的能量。這可能是睡眠時間短與高飢餓肽分泌有關，而最終造成肥胖的原因之一[2,3]。遵循限時進食的原則可以改善睡眠，並調節每日飢餓感和飽腹感的週期，使你在睡前不太會感到飢餓。

腸腦軸線（Gut-Brain Axis）：焦慮與生理時鐘紊亂

有時，CCK激素會被分解成一種較小的激素，名為CCK-4，這種激素十分危險，尤其是當它進入血液並傳輸到大腦時。一旦進入大腦，CCK-4可以啟動由大腦所控制的焦慮、恐慌發作、和不必要的恐懼。這個過程非常強大，只需要將1／20毫克的CCK-4注射到血液中，即可引發恐慌全面發作[4]。睡眠障礙會增加任何人的焦慮傾向，而其潛在的運作機制目前還不為人知。我們認為，睡眠不足或熬夜晚睡的人更有可能在夜間進食，這會觸發CCK的產生。如果CCK分解過程出現缺陷，造成CCK-4在血液中積聚，這或許可以解釋睡眠不足者焦慮症發生率增加的原因。

證明膽鐘的存在

如你所見，腸道內部的消化過程相互關連，因此要在每個不同部分重設時鐘並不容易，可能正因為如此，腸道時鐘需要最長時間來適應新時區。當你有時差或深夜熬夜時，你的食物可能需要更長的時間才能消化，你可能會出現胃酸逆流，第二天早晨，排便可能會不順暢或發生便祕。

為了證明腸道功能的晝夜節律性，墨西哥國立自治大學（National Autonomous University of Mexico）的教授卡羅萊娜・埃斯科瓦爾（Carolina Escobar）做了一個簡單的實驗[5]。她測量可隨意進食的老鼠不同器官的時鐘，然後改變老鼠實驗箱的明暗時間表，就好像老鼠穿越六個時區一樣。在接下來的幾天，她監測老鼠身體各部位的時鐘如何改變時間，適應新的明暗週期。她發現，腸道時鐘是重設到新時區最慢的一個。在第

腸道功能影響整體健康

如果良好的營養是為身體提供最佳能量的關鍵，那麼腸道就是營養進入身體系統的途徑。大多數腸道疾病會損害人體吸收所有營養、礦物質和維生素的核心功能。例如，當人們對於小麥、大麥和黑麥中的麵筋蛋白過敏時，食用小麥產品會引發腸道的炎症反應，如果不及時治療，可能會導致長期的消化問題。而當消化功能不良時，身體會感覺不適，進而影響我們的睡眠、工作效率、和運動的動力。更重要的是，如果腸道吸收任何特定營養素或礦物質的功能受到損害，身體其他部分也會受到影響。當身體其他部分無法獲得所需的全部營養時，就會引發疾病，例如蛋白質吸收率低引起貧血、或鈣不足引起骨折。

二個實驗中，當她改變明暗循環時，同時也讓老鼠只能配合新的時間進食（不能自由獲取食物）。在這種情況下，腸道時鐘需要較少的天數來適應新的時區，而且老鼠不易受時差的困擾。這是我們所知的一種方法，保持規律的進食和禁食週期，可確保腸道內部節律與最新的進食時間同步配合。同樣的，克服時差的技巧之一就是，如果你在新時區的夜晚起床，不妨試著抗拒吃東西的誘惑，直到早上，配合新時區的時間進食是重設腸道時鐘的最佳方法。

腸道是造成焦慮感的始作俑者

透過myCircadianClock應用程式，以及遵循TRE生活方式的個人回饋，我們了解到進食模式與焦慮之間的潛在關係。例如，西蒙的體重超重，他的醫生告訴他必需要減掉30磅（約13公斤），他偶爾會恐慌，擔心整體健康狀況。他採用10小時的TRE，想看自己是否可以減輕體重、並增加肌肉質量。

早在嘗試TRE之前，西蒙的飲食習慣其實已經非常好了。他一直在追蹤自己的飲食，我們可以看到他的營養很均衡、會計算卡路里、也定期去健身房。因此，就他所吃的食物而言，事實上幾乎沒有什麼要改善的，他只需要專注於進食時間。當我們告訴西蒙這件事時，他並不覺得這是個好消息，反而讓他更加焦慮，因為他吃的東西都很恰當，但體重還是一直增加。

在遵循10小時TRE幾週之後，西蒙注意到自己平常的焦慮和恐慌發作明顯減少，同時睡眠品質也變得更好。焦慮症狀的減輕也讓他更加專注在自己的任務，包括堅持10小時限時進食計畫。

西蒙回饋說，他的體重每週固定減輕一、兩磅。我不確定這是因為睡眠的改善，還是因為腰圍變小，或兩者之間如何影響彼此，但是我們的研究確實顯示，腸腦軸線緩解一般焦慮的信號被啟動了。我們也知道，只要你能保持鎮定，就更有可能繼續完成任務。降低西蒙的焦慮感是讓他專注執行TRE並減輕體重很重要的一步。

腸道微生物有晝夜節律性

消化道充滿了微生物和細菌，每一種都需要不同的生長和繁衍環境。

有些細菌比較喜歡酸性，有些比較喜歡中性。有些喜歡以蛋白質為食，有些則依賴脂肪或糖；各個都保有自己的進食和禁食節奏。有一些微生物在禁食下茁壯成長，而有一些則在進食過程中活躍發展，腸道微生物的組成會在晝夜之間發生變化。換句話說，我們晚上睡覺時，胃裡有一組細菌，醒來時會換成另一組不同的細菌；在白天，又會出現一組不同的細菌[6]。每種細菌都有不同的功能，消化不同類型的營養素。例如，許多食物成分無法被腸道酶分解，此時就需要靠腸道微生物。食物中存在的膳食纖維和其他化學物質，只能靠寄生腸道中的微生物消化。因此，維持腸道微生物的多樣化組合，公認是腸道健康的至要關鍵。

維持腸道微生物多樣化的有效方法是，均衡攝取各種營養來源。研究人員發現，當老鼠隨機食用高脂肪、高碳水化合物的食物時，牠們的腸道不能獲得多樣化的營養來維持腸道細菌均衡[7]。當牠們的腸道微生物只剩下幾種細菌時，就會造成肥胖。我們相信人類也是如此，缺少一切必要的細菌，我們將無法充分消化食物，其餘的就會儲存成脂肪。

我們還知道，當我們睡眠不足，出現類似時差或輪班工作的情況時，腸道微生物會改變成「幫助肥胖」的組成狀態[8]。例如，將時差人士的糞便放入健康老鼠的腸道時，這些老鼠會變得肥胖；但沒有時差或沒有輪值夜班健康人士的糞便，並不會使老鼠變肥胖。這些觀察結果引起人們極大的興趣，了解輪班工作、時差反應和生理時鐘紊亂如何嚴重改變腸道微生物，因而造成身體肥胖。

你可能會認為，我們旅行時，機場食品都不是最健康的選擇，因此，不好的食物可能會助長有害細菌繁殖，進而導致肥胖。如果這是真的，那麼我們永遠擺脫不了不良食物和有害細菌的惡性循環。然而，我們對老鼠進行一個簡單的實驗，給牠們提供高脂肪、高碳水化合物的飲食，但局限於嚴格的進食週期，結果這些老鼠還是能保持健康[9]。在TRE模式下，當老鼠進食時，一組細菌會繁殖，而在禁食期間，另一組細菌會填滿腸道。總體而言，在TRE的作用下，良好的腸道細菌會活躍發展，因而能夠抑制造成肥胖或疾病的有害物種。這項研究令人振奮，如果這些發現也適用於人類，那麼對於可能攝取不健康食物的輪班人員來說，只要他們保持良好的TRE週期，還是能夠維持腸道中微生物的健康，並預防肥胖症及相關的疾病。

我們發現，老鼠遵行TRE可優化腸道微生物組合，使腸道能有效處理和吸收營養、並排泄廢物，促成更好的健康狀況。TRE下的腸道微生物組合會改變纖維的分解和吸收方式，使大量的糖不被吸收，被排出人體。TRE改變腸道微生物組合的同時，也將膽汁酸轉化為其他形式，隨著糞便排泄出去。由於膽汁酸是由膽固醇產生的，因此離開身體的膽汁酸越多，血液中的膽固醇也就更少。

腸道微生物會影響我們的飲食和情緒平衡

我們吃的食物和腸道中的微生物共同產生多種激素和化學物質，進而影響我們的情緒，如平靜、焦慮、沮喪、躁狂或恐慌的感覺。適量的腸道細菌會將一些食物轉化為神經傳導介質（neurotransmitters），包括多巴胺（dopamine）、γ-氨基丁酸（GABA）、組織胺（histamine）和乙醯膽鹼（acetylcholine），使大腦保持平衡和有效運作。但是，腸道中也有些細菌會導致某些碳水化合物發酵，並產生短鏈脂肪酸（SCFA）的脂肪狀分子，對我們的健康造成負面影響。SCFA可以傳遞到大腦，影響大腦的發育和功能[10]。

腸道細菌也會影響某些藥物的有效性，並產生類似藥物作用的化學物質。例如許多抗生素可以改變腸道微生物的組成，而存活下來的微生物能將抗生素轉化為影響大腦功能的化學物質。這或許可以解釋某些抗生素的副作用，例如焦慮、恐慌、抑鬱、精神病，甚至譫妄症。在嬰兒和幼兒中，飲食和藥物的意外作用可能會造成終身影響，例如，越來越多學者認為腸道微生物和自閉症有關[11,12]。

選擇有益於微生物的飲食

食品防腐劑對腸道會造成非常嚴重的影響。你有沒有注意過，自家廚房煮的食物在冰箱中的保存期限不超過幾天，而在超市購買的包裝食品長時間都不會變質？食物中添加的防腐劑是要抑制破壞食物的細菌生長，當這些防腐劑進入我們的腸道時，即使是低濃度，也會抑制腸道細菌的生長，進而影響腸道微生物的組成。

某些食品防腐劑還具有類似洗滌劑的特性，例如羧甲基纖維素（carboxymethylcellulose）和聚山梨醇酯80（polysorbate 80，使冰淇淋食品更光滑、更容易處理、且不易融化的一種乳化劑），它們會透過腐蝕細菌細胞周圍的保護層來抑制細菌生長。但是，食品防腐劑也會腐蝕腸道中專門隔離微生物與腸壁細胞的黏膜保護層。當這些有害微生物接觸到腸壁中的細胞時，會引起發炎，例如結腸炎[13,14]。TRE可以促進腸道內膜修復，並抵消不良飲食的負面影響。

各種不同類型的食物，包括許多新鮮水果和蔬菜在內，可以促進最健康的腸道微生物組合。腸道中的好細菌以水果、蔬菜和複合碳水化合物中的膳食纖維為食。當我們纖維攝取不足時，就好像吃了含有大量防腐劑的食物一樣，腸道中的微生物沒有其他東西可吃時，就會以腸道的粘膜為食[15]。

晝夜節律失調引起消化系統疾病

當食物定期在同一時間到達時，消化系統中的所有生理時鐘將協同工作，有效率地消化和排泄，使腸道保持健康。當食物在未預期的時間（例如半夜）到達腸道時，食物可能無法好好消化，也可能干擾腸道的正常修復過程，並造成身體傷害。久而久之，這種損害就會引發腸道疾病。

如果我們每天三餐時間固定，例如在早上八點、下午一點、和下午六點，我們的腸道會學會預測這些食物，只有在我們開始進食後，腸道內才會充滿消化酶和酸。如果我們錯過一頓飯，不會造成太大的傷害。但是，當我們在半夜吃東西，正值腸道在修復之際，蠕動收縮不強的時候，會造成更多的傷害。

只要一天深夜進食，第二天早上可能就會使你感到胃不舒服。如果連續好幾天，胃酸逆流可能會增加，你的腸胃可能沒有足夠的時間修復腸壁中所有受損的細胞。

如果連續數週繼續隨意進食，胃酸逆流和胃灼熱（亦即GERD胃食道逆流）可能會成為你一輩子的老毛病。消化不良、排便不規律或便祕，可能會成為你日常的苦惱之一。正常的腸道細菌組成會發生變化，導致腸漏症，進而引起腸道局部發炎和全身發炎，症狀包括全身疲勞、關節痛、皮膚疹、關節炎和對食物敏感。由於免疫系統在打這場不必要的仗，等到必須對抗真正的病原體時，力量會減弱，不如健康時期，你可能會更容易受到細菌感染。這些疾病可能會加劇巴雷特食道症（Barrett's esophagus，一種食道細胞病變的症狀，大多是經由食道胃逆流所引起的）、食道發炎、蛀牙、消化性潰瘍、發炎性腸道疾病，甚至結腸癌。

我們知道，晝夜節律紊亂是造成這些問題的主因，輪班工人更容易罹患腸道疾病。事實上，在針對一萬多名輪班工人的研究中，研究人員發現，輪班工作性質讓罹患胃潰瘍和十二指腸潰瘍的機會增加了一倍[16]。由於我們生活都像輪班性質，因此不難理解發達世界的人口中有將近10％到20％的人，每週至少經歷一次胃酸逆流，光是在美國，每年針對GERD開出的處方箋就超過六千萬張。

連續數月服用胃酸藥並非明智之舉

　　GERD或胃酸逆流有什麼大不了的呢？吃一顆藥丸，症狀就消失了，幾乎就像吃薄荷治口臭一樣嘛。不！根據蓋洛普公司代表美國胃腸病學協會（American Gastroenterological Association）進行的調查發現，在每週至少經歷一次胃酸逆流的一千名成年人當中，79％的人回報夜間出現胃灼熱現象。其中有75％的人說症狀會影響他們的睡眠，有63％的人認為胃灼熱對睡眠品質產生負面影響，還有40％的人認為夜間胃灼熱影響了第二天的工作能力[17]。顯然，GERD正在影響他們的生理時鐘。

　　但是藥物治療無濟於事。在七百九十一位夜間有胃灼熱的受訪者中，有71％的人表示服用非處方藥解決，但只有29％的受訪者認為這種方法非常有效。有41％的人嘗試使用處方藥，而近半數的受訪者（49％）認為治療效果很好，這代表還是有一大半的患者無法得到胃灼熱藥物的預期療效。那麼，為什麼人們還是繼續服用這些藥物呢？

　　大多數抗酸藥物基本上會使胃酸分泌減緩，但這只是暫時的解決之道，就像過度使用的睡眠藥物一樣，抑制胃酸藥從未經過連續數月或數年的服用測試，屬於這類的藥物稱為質子泵抑制劑（proton pump inhibitors，PPI）；胃中的質子代表酸，PPI會抑制更多的質子導入胃腔。可以想像，這些藥物會改變胃的pH值，使其酸性降低。但是人體會反擊並試圖製造更多的酸、或更多的荷爾蒙胃泌素，指示胃製造更多的酸，結果可能會導致藥物劑量增加，一旦人們定期服用PPI數週或數月，腸道化學也會發生變化，使人變得過度依賴PPI（甚至上癮）。

隨著胃酸的減少，更多細菌可以在胃中存活並進入小腸，但其中一些可能是會致病的，這就是PPI可能導致感染和腹瀉的原因。針對一萬一千多名服用此類藥物的患者所進行的六項不同研究，系統性文獻回顧顯示，沙門氏菌感染（salmonella infection）增加了3倍[18]。同樣的，針對一萬四千多名服用PPI的中年人進行的第二項縱向研究發現，胃部細菌感染的平均數量增加了3倍[19]。有些參與者更容易受到感染，他們的風險高達10倍。

PPI也增加了腎臟疾病的風險。在一項超過五十萬名紐西蘭患者和二十萬名美國患者的研究中，發現定期服用PPI會使急性腎臟病或腎臟急性發炎的機率增加3倍[20,21]。PPI的負面影響甚至延伸到大腦，有一些研究顯示，長期服用PPI的人罹患癡呆症的風險可能會增加。不過PPI也用於預防其他疾病，包括壓力性潰瘍、消化性潰瘍疾病、胃腸道出血和幽門螺旋桿菌（H. pylori）[22]。

持續使用這些藥物也會影響骨質密度變化，導致骨質疏鬆症和骨折[23]。治療這些疾病的藥物也會影響腸道功能，包括引起便祕。這就是「藥物濫用過度」造成的結果，我們陷入了用另一種藥物來控制先前藥物副作用的惡性循環。

針對生活作息做一些簡單的改變，包括進食和睡覺時間，就可以停止或減緩這種惡性循環。TRE、運動和睡眠的結合，可促進消化、降低腸道滲透性、並改善整體腸道健康。腸道健康改善也有助於戒掉或減少針對這些腸道疾病的用藥量，減少用藥就會減少不良副作用，進一步使你受益。

我們發現大多數遵循TRE的人都說，一旦確定並遵循進食計畫，他們的胃食道逆流症狀隨之減少，這是一個普遍的好處，有些人甚至沒有注意到這點，而只著重在TRE對其他嚴重健康問題帶來的改善。但是，我們越是突顯胃食道逆流這類的消化問題，就會更加意識到這不是正常生活的一部分，也絕不是我們必須認命忍受的小毛病。

進食模式和腸躁症

腸躁症（Irritable bowel syndrome，IBS）是一種胃腸道疾病，其症狀和徵兆包括：

- 腹痛
- 排便習慣改變（變多或變少）
- 腹脹
- 抽筋
- 排氣（放屁）

我們最近注意到，有標準飲食習慣的老鼠即使到處亂吃零食，牠們的排便仍然具有很強的週期性。當同一批老鼠被餵食高度加工食品並允許隨時進食時，牠們反而會一直排便，就好像患有腸躁症一樣。但是，將老鼠控制在幾小時內進食，可以完全解決頻繁排便的問題，恢復每天的排便週期。這項發現帶來了一些希望，腸躁症患者或許可以從TRE中受益。

患有腸躁症的青少年和年輕人日益增加。不過導致年輕人腸躁症發生率上升因素的相關研究目前不多，但有一種假設是，睡眠和晝夜節律紊亂始於國中和高中階段，學生開始熬到大半夜不睡、夜間吃零食、睡眠不足，青少年的晝夜節律紊亂可能是腸躁症發生率增加的誘因。

　　一些執行TRE的人回報說，短短幾個星期，他們腸躁症的症狀確實有所改善。例如，四十多歲的帕蒂，患有腸躁症超過七年，每天至少上六次廁所。她開始執行8小時的TRE，第一餐是在早上十點，最後一餐是在下午六點。兩週後，她寄電子郵件告訴我們，說她以前吃什麼藥都無法緩解的症狀，如今大有改善。

　　我希望所有為消化問題所苦的人，如果嘗試TRE至少12週，都能體驗到和帕蒂相同的經驗。我至今還是感到驚奇不已，人們只要做出一點小小的改變，採用新的進食方式，順應身體自然的運作，就能迅速改善健康狀況。

調整生理時鐘因應代謝症候群：肥胖症、糖尿病與心臟病

第10章

親愛的潘達博士，

來信只是想告訴你，我已經連續三個月遵循8小時的限時進食了，截至昨天八月一日為止，我的體重總共減輕了40磅（約18公斤）！我現在已經很了解自己的身體、知道該怎麼做能讓身體保持健康狀態。我下一個要實現的目標是，再甩掉10磅（約4.5公斤）！

我開始執行限時進食的時候體重是300磅（約136公斤），現在變成260磅（約118公斤），我的生活完全改變了，我感覺可以控制自己的身體，吃東西的習慣也徹底改變了。我第一週就減掉10磅，然後幾乎停滯了兩、三週，體重才開始再度下滑。我發現，如果我在當天早些時候少吃油膩或難以消化的食物，那麼在第二天打破禁食之前，我會燃燒掉更多儲存的脂肪，我相信這就是很多人一直在追求的答案。我有大約二十個朋友和我一起執行限食進食，也都減重成功。昨天我和一位卡車司機聊天，他說他根本已經放棄了，不覺得有機會甩掉400磅（約181公斤）的體重。

我向他解釋飲食的原理，使他重燃希望。

最重要的是，限時進食計畫有效，我是堅定擁護者，我會繼續盡我所能幫助更多的人修正他們的生活，不再讓他們成為不良飲食習慣的受害者。

韋斯頓・巴恩斯

代謝是人體內發生的化學反應，利用我們吃的營養物質來產生能量，藉此使細胞修復和生長，並排泄廢物。當身體的新陳代謝出問題時，會破壞脂肪、糖和膽固醇的消化，因而使體重增加，而這些增加的體重會以代謝疾病的形式影響人體的健康，如肥胖症、糖尿病和心臟病。這三種疾病可以同時或單獨發生，當出現一種症狀時，另一種症狀就會慢慢出現。隨著這些疾病及其症狀的累積，它們會影響身體其他部位的正常功能，這就是「代謝症候群」（metabolic syndrome）。

你的醫生會用簡單的指標來測試你是否已經出現代謝症候群。國家膽固醇教育計畫（NCEP）成人高濃度血膽固醇的檢測、評估和治療專家小組第三次報告（Adult Treatment Panel III）顯示，代謝症候群主要有以下五個徵兆，只要現其中三個，就得特別注意了：

- 腹部肥胖（腰圍過粗）
- 高血壓
- 三酸甘油酯（血液中的一種脂肪）檢測異常
- 高密度脂蛋白膽固醇（HDL-C）偏低
- 空腹血糖值偏高（糖尿病的特徵）

代謝症候群可能致命，但也可以完全預防和逆轉。減重、鍛煉身體、適應更健康的晝夜節律是預防和逆轉這種疾病的關鍵。最重要的是減少身體脂肪，尤其是腹部肥肉。腹部脂肪會產生有害的促炎分子和其他化學物質，因而導致動脈粥樣硬化（atherosclerosis）和癌症、血糖升高、胰島素抗性（insulin resistance），引起炎症。遵循TRE進食計畫並配合積極運動，腰圍不但可以縮減，還能改善健康狀況。

生理時鐘失調可能導致肥胖症

我們一吃東西，胰腺就會釋放胰島素，這對新陳代謝有兩個重要作用，一是有助於將血液中的糖吸收到肝臟、肌肉、脂肪和其他組織中，二是指示這些器官將某些糖轉化成身體脂肪。每次進食之後，這個過程會持續長達2至3小時。因此，當我們繼續吃零食時，身體會一直處於脂肪製造模式。胰腺在白天會產生比較多的胰島素，在晚上速度會減慢。深夜用餐後，身體會停留在脂肪製造模式中更長時間，只有在停止進食6、7個小時之後，身體才會開始燃燒一些脂肪。這是TRE最重要的地方——停止為身體的發動機供油（餵食），讓它利用儲存的燃料運行，這是預防或逆轉體重增加和終結肥胖的唯一方法。

肥胖症通常被描述為不符合身高比例的過多體重，肥胖與否最常使用身高體重指數（BMI）為衡量標準，美國醫學協會（American Medical Association）將肥胖定義為BMI為30或更高。肥胖不僅僅是超重問題，更會影響身體健康，增加罹患脂肪肝、糖尿病、高血壓、心臟病和慢性腎臟病的風險。這些疾病與身體儲存多餘脂肪的位置有關。

超出糖原儲存範圍的多餘能量，會被轉化為脂肪，儲存在身體的脂肪組織或脂肪細胞中，達到飽和狀態時，身體會轉而將之儲存在原本不該用來囤積脂肪的細胞或器官中，這會造成肝臟、肌肉和胰腺等器官功能損害。當細胞中有過多脂肪時，執行正常製造能量的空間就更少了，就會造成一系列的疾病，從脂肪肝到糖尿病、心臟病、高血壓、甚至癌症等[1]。

當細胞負荷過多的身體脂肪時，內質網（endoplasmic reticulum，ER）的空間也將減少，它是細胞內連接細胞膜與細胞外部的重要管道系統。在日常的修復週期中，細胞總是透過這個管道分泌一些物質，而當內質網受到壓迫時，細胞的整體修復過程就會受到阻礙，部分體內脂肪也會被轉化為容易引起發炎的脂肪類型，並釋放到血液中，這些炎症脂肪會導致全身發炎。

破壞晝夜節律是造成肥胖的主要原因。首先，睡眠不足會打亂大腦調節飢餓的激素。大腦無法預測一個人要熬夜多久，而保持清醒比睡眠需要更多的能量，因此大腦會增加飢餓激素的分泌。結果，在保持清醒的短短幾個小時內，人們總是會多吃了一點。睡眠不足會使大腦不清醒，傾向於選擇不健康的食物。過度勞累時，我們會渴望高能量的食物，而過度食用這些食物最終會導致肥胖。睡眠不足也會使我們昏昏欲睡、缺乏活力，更進一步造成過多的能量儲存。

每次進食，身體胰腺都會產生胰島素，幫助肝臟和肌肉吸收血糖。胰島素也是促進身體利用糖產生脂肪的生化途徑。當我們長時間分散卡路里攝入量時，會使胰島素活躍，指示器官要持續製造身體脂肪。晚上或深夜時候進食，正是身體活動不足時，會進一步減少能量消耗和增加脂肪儲存。由於我們進食的時間增加了，身體會不斷利用新消化的食物來獲取能量，也就永遠無法消耗掉體內囤積的脂肪。

TRE創造新的進食模式

古有明訓，改善健康的良方是少量多餐[2]，就連我的私人教練也建議每2至4小時進食一次，直到睡前為止。這種飲食方案針對兩種極端類型的人。醫生認為糖尿病前期患者應該少量多餐，減少每次用餐後湧入動脈的血糖，使胰腺中分泌的少量胰島素能夠因應血糖的急升。另一種人是正在接受健美比賽或鐵人三項訓練的運動員。醫生認為，少量多餐是保持身體合成代謝、鍛煉肌肉組織、生成更多的肌肉的好辦法。事實上，這種進食方式的結果好壞參半，因此無論運動量如何，都不建議成為終生習慣。

一般人不屬於這兩種極端。糖尿病患者需要少量多餐，防止血糖飆升，但對於普通人來說，如果不斷進食，即使吃的量再少，也很難減低熱量的攝取。此外，即使對於糖尿病患者，少量多餐的建議也不代表他們應在16到18小時整個清醒時間內持續進食。TRE是更好的進食方案，因為是在訓練自己的身體適應自然的生理週期，而不是人為安排的時程表。

過去的四十年來，這種小餐飲食衍生出「健康零食」的概念。1971至1974年、2009至2010年的全美健康和營養調查數據（NHANES）顯示，我們吃的零食占總熱量的比例，已從十分之一增加到四分之一[3]。由於零食越吃越多，總熱量攝取也增加了。

從myCircadianClock應用程式查看飲食模式時，我們發現，即使在非輪班工作的健康成年人中，已經很少有人遵循傳統的早餐→午餐→晚餐模式。事實上，進食的次數從每天4.2次增加到10.5次不等。這項研究清楚顯示，美國50％的成年人進食時間超過15小時或更長[4]。這種現象可能不是美國獨有的，因為在一項針對印度成年人的研究中，也發現了類似的進食模式[5]。

調整生理時鐘，改善夜食症

如果你無法控制晚餐後再進食、或在半夜醒來吃東西，你可能患有一種罕見的疾病，叫做「夜食症候群」（night eating syndrome，NES）[6]。一般認為，夜食症候群可能是由於抑鬱、焦慮、壓力或減重失敗導致的不良結果。由於夜間吃的東西通常都是由高升糖指數的碳水化合物製成的，因此NES患者的體重可能會嚴重超標[7]。

我們與中國蘇州大學徐瓔教授（Ying Xu）合作，研究患有夜食症候群的老鼠，我們推測當中可能存在遺傳因素。某些老鼠的PER1基因發生突變，可能導致類似夜間進食的行為。這些老鼠還不到傍晚就開始進食，體重比正常時間進食的老鼠增加許多。但是，當這些突變老鼠只能在晚上（適當時間）進食時，牠們體重增加的速度會減慢[8]。這是一項了不起的研究，因為結果證明如果遺傳突變使老鼠超重，實施TRE可以抵消遺傳條件的不良影響，使老鼠保持苗條。

在人類中尚未發現這種PER1基因突變。但是在未來幾年，我們可能會比現在更了解人類的基因突變和飲食模式。在此之前，因應夜食症候群的策略之一就是提升自我意識，並採用TRE，這將有助於消除深夜進食的衝動。如果無法控制深夜吃東西的衝動，可以嘗試延後TRE時間，在這種情況下，你可以在午餐時間開始吃你的第一餐，這樣一天的最後一餐會在午夜左右結束。這或許不是控制夜食症候群最好的方法，但可能會減輕體重增加帶來的總體影響。

夜食症候群

亞歷山大與我們的實驗室聯繫時，他的身高5呎9吋（約180公分），體重265磅（約120公斤）。自2013年以來，他的體重增加了80多磅（約36公斤）。在與我們接洽並嘗試TRE之前，他二十多年來都有夜間進食的習慣。他說自己會在深夜吃東西，但第二天早上完全不記得吃了什麼。最初，他以為這是因為他白天會拒絕攝取碳水化合物，他遵循「健美」的生活方式超過十五年，飲食中蛋白質含量很高，但是隨著年紀越大，就越難控制自己的飲食，恐怖的夜間進食就開始了。

亞歷山大曾看過醫生、營養師和精神科醫生，但都無濟於事，他晚上就是無法停止進食。他嘗試用失眠藥物（zopiclone）治療失眠症，也沒有用。他甚至研究起自己的睡眠，確定自己患有睡眠呼吸中止症，後來他開始用CPAP人工呼吸器，好讓他晚上呼吸更規律順暢。

我們與亞歷山大合作，建議他嘗試TRE，但告訴他可以自己選擇吃的時間。現在，他在早上七、八點左右醒來，整天只喝黑咖啡和水。下午六點下班回家，吃他的第一餐是富含蛋白質、脂肪、許多沙拉和蔬菜的健康組合。他在晚上十點或十一點上床睡覺，刻意在睡覺前吃飯。他大部分的卡路里是在下午六點到午夜之間消耗的。雖然這種深夜飲食並不理想，但考慮到他的強迫性夜食症候群，這是最妥善的TRE安排。

經過一個月的TRE練習，並嘗試減輕自身壓力之後，亞歷山大回報說，這種方式對他非常有效，「改變了他的人生」。他告訴我們，他的注意力又回來了，也瘦了10磅，雖然他白天根本不吃東西，但他仍然感到精力充沛。

II型糖尿病與生理時鐘失調有關

當胰腺無法分泌足夠的胰島素、或人體細胞不再對胰島素起反應並從血液中吸收葡萄糖時，就會引發糖尿病也會隨著含糖食品攝取量增加、運動量減少、或肥胖衍生而成。但是現在有越來越多數據顯示，生理時鐘紊亂也可能導致糖尿病。例如，一週的睡眠不足，會導致血糖升高至糖尿病前期的水平。

隨著糖尿病改變血液的基本特性，這種疾病的併發症會影響全身器官和大腦。慢性糖尿病會演變成心血管疾病、足部潰瘍、眼睛損傷和慢性腎臟疾病。

至少有兩個不同的生理時鐘負責控制身體的葡萄糖調節機制，維持每日的節律。第一個是在胰腺，定期釋放胰島素，越晚分泌越少，到夜間減至滴流。第二個是大腦時鐘在夜間分泌更多的褪黑激素，會對胰腺產生作

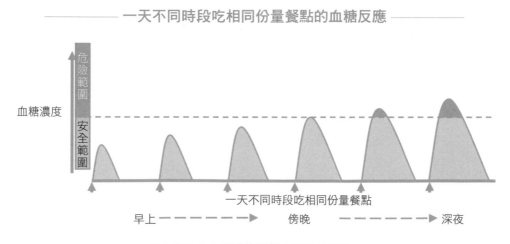

一天不同時段吃相同份量餐點的血糖反應

血糖濃度

危險範圍

安全範圍

一天不同時段吃相同份量餐點

早上 ⟶ 傍晚 ⟶ 深夜

早上進食的血糖濃度維持在安全範圍內。
越晚進食，同等份量的飲食會使血糖濃度升高，而且較長時間維持在高點。

用，進一步抑制夜間的胰島素釋放[9]。因此，如果我們繼續在深夜吃東西，也就是胰腺處於睡眠狀態時，胰島素滴注含量很低，不足以指示肝臟和肌肉在細胞內引入額外的葡萄糖，這會使血糖濃度飆升，對人體造成進一步傷害。

生理時鐘失調造成心臟病

心臟病是因血流阻塞引起的，絕大多數的心臟病是動脈壁上的脂肪沉積所造成的。當流向心臟的血液受阻時，會引起胸痛（心絞痛）或心臟病發作（由於流向心臟的部分血液受阻塞，又稱為冠狀動脈疾病）。當流向大腦的血液受阻時，稱為中風或腦血管疾病；當流向周圍器官（如腿部）的血液受阻時，稱為周邊動脈疾病。另一種心臟病會導致心臟跳動不規律，稱為心律不整或心房顫動（也稱為AFib或AF）。AFib是顫動或不規則的心跳，可導致血栓、中風、心臟衰竭和其他心臟相關的併發症。

心臟病的兩大主因是血脂異常和高血壓。肥胖症會導致血液中脂肪過高，因而引起炎症。隨著動脈變窄，流向身體和大腦各部位的富氧血液流量會減少。而高血壓會使疾病惡化，刺激血管中的膽固醇斑塊脫落，流到狹窄的動脈並造成阻塞，切斷大腦或心臟的血液供應（造成中風或心臟病發作）。

生理時鐘紊亂會影響脂肪和膽固醇的代謝，導致脂肪囤積、膽固醇斑塊增加，以及發炎的風險增加（即促成斑塊形成的原因）。腎臟的運作有助於血壓規律升降，正常時，夜間血壓會降低，有助於減低罹患心臟病的風險。生理時鐘紊亂可能會使血壓在白天和晚上不正常升高，增加中風或心臟病發作的風險。

依循TRE，找回健康

限時進食對控制代謝相關疾病有很多好處。TRE有助於減輕體重、改善血糖控制、保持心臟健康。掌握這三大好處，你可以看到真正的疾病逆轉。運作原理如下：

最明顯的是TRE減少你進食的機會。只是透過固定進餐時間（最初間隔12小時），自然就可以減少熱量攝取。正如我們在第五章討論的，很多非常糟糕的食物都是在晚餐後選擇的，特別是高脂肪、高糖零食和酒精飲料。如果你的時間表中，最後一餐是在下午六、七點左右進行，你就很有可能減少酒精攝取及亂吃下酒的零食。杜絕這些零食之後，身體會自動建立更好、更符合晝夜節律的消化過程，最終改善睡眠。睡眠越好，飢餓激素的分泌就越準確，會進一步減少對食物的渴望。此外，如果你醒來覺得很有精神，就更有可能運動，而運動時，大腦會收到減輕飢餓感的信號。

TRE會積極影響你選擇正確食物的能力，讓你最終偏好營養豐富的飲食，而不是高熱量的。從早餐開始，如果你保持12小時限時進食，你可能會發現營養食品的風味更佳。你或許覺得這是肚子太餓造成的，部分原因是如此，但你的味蕾和嗅覺現在變得更加敏感，已被高度激活，這對食物的選擇產生了有趣的影響。經歷幾個星期TRE之後，許多人回報說，發現高熱量食物添加了大量的糖，沒有天然的風味，味道又太甜，自己不會再被這些食物吸引了。因此，以前很愛吃的許多甜點，現在都不想吃了。這種神奇的改變會自動衍生出更好、更健康的選擇。

一旦身體有更長的時間透過禁食或運動來利用儲存的糖原，肌肉和肝細胞就會消耗掉大部分的糖原，為第二天提供足夠的糖原儲存空間。長時間禁食之後，當你下次進餐時，一些過量的碳水化合物會首先以糖原形式儲存，因而減少將其儲存為脂肪的機會。

　　有規律的進食時間也可以改善荷爾蒙的分泌，使它恢復與自然同步的狀態。飢餓激素、胰高血糖素對肝臟的作用，應該是僅限於糖原儲存耗盡後幾個小時。我們禁食時，這種激素會指示肝臟利用氨基酸製造葡萄糖。但是如果你患有肥胖症、糖尿病，或兩者都有，這個製造過程會變成全年無休，因此即使吃完飯後，肝臟還是會繼續從氨基酸中提取糖分，導致血糖升高，只剩較少的氨基酸來構建肌肉蛋白。在TRE的作用下，胰高血糖素功能可以恢復正常，使肝臟葡萄糖產量減少一半，得以製造更多維持健康肌肉的蛋白質，同時也有助於降低血糖。

　　TRE不僅可以減輕脂肪儲存過多的壓力，還可以恢復身體燃燒脂肪的節奏。我們在晚上停止進食幾個小時後，肝臟和肌肉細胞才會開啟脂肪燃燒機制。若這個節奏失調，限時進食可以幫助重新恢復。雖然健康的脂肪細胞90％以上用於儲存脂肪，但肝臟細胞內脂肪囤積超過20%的都是病態細胞。因此，即使減少一點點肝臟細胞內的脂肪，對於改善肝功能也是大有助益。在TRE的前幾週，由於肝臟和肌肉中囤積的脂肪消耗殆盡，會騰出更多糖原儲存空間。隨著所有細胞內部空間增加，細胞會變得更健康。

　　我們發現膽固醇和脂肪之間還有另一個有趣的關連。TRE會增加酶的分泌，分解肝臟膽固醇。膽固醇通常被分解成膽汁酸。執行TRE的老鼠血液膽固醇降至正常水平，而膽汁酸略有增加。膽汁酸的少量增加被認為是有益的，因為可以刺激脂肪細胞中的燃脂過程[10]。

　　我們也知道全身性炎症可透過TRE消退[11]。全身性炎症是許多代謝疾病的根源：糖尿病、脂肪肝、動脈粥樣硬化等。體重減輕能促使炎症性脂肪減少，這類脂肪通常會刺激免疫細胞引起發炎。隨著發炎減少，關節疼痛和酸痛症狀減輕，更容易增強身體活動。

　　總體而言，TRE減少了製造和儲存多餘脂肪的動力，改善脂肪燃燒，使膽固醇恢復水平，並減少炎症。更少的脂肪、膽固醇和炎症脂肪，也代表動脈粥樣硬化或動脈阻塞的機會隨之減少[12]。

遵循TRE幾週之後，自律神經系統的晝夜節律也會恢復，此系統控制許多功能，包括血壓調節。我同事茉莉・魏-沙茨有個病患，執行長達10小時的TRE之後，血壓明顯下降（與開始使用藥物時所見的情況相同）。有一些血壓很高且正在服藥的患者也嘗試過TRE，他們發現在維持血壓正常方面有明顯的改善。由加州大學聖地牙哥分校心臟病專家帕姆・陶布（Pam Taub）領導的另一項獨立臨床研究中，超重的心臟病高危患者在執行10小時的TRE之後，體重顯著減輕，脂肪也明顯減少。

TRE使代謝症候群藥物更有效

大多數治療代謝疾病的藥物都在尋找關鍵的代謝調節劑，以發揮作用。例如，對抗糖尿病最常使用的藥物是二甲雙胍（metformin），它透過激活一種蛋白起作用，稱為AMP激活性蛋白激酶（AMP-activated protein kinase），這種蛋白可以更有效控制葡萄糖和脂肪的代謝。有趣的是，TRE在禁食期增加脂肪燃燒，有如發揮二甲雙胍的作用。

許多降低膽固醇的藥物，稱為他汀類藥物（statins），作用於調節初步製造膽固醇的酶，相同的控制點也受生理時鐘調節。在遵循TRE之下，這種酶的節律會得到改善；它一天中會有一半的時間自然關閉，基本上類似他汀類藥物的運作原理。他汀類藥物有不良的副作用，包括肌肉無力和肌肉疼痛。伊蒂是一名接受他汀類藥物治療多年的患者，一直有肌肉疼痛問題，依循十多次的TRE之後，幾乎完全擺脫了肌肉疼痛，並且服藥時間也變得更有彈性。

　　最重要的是，TRE並非僅限於減重，而是解決健康問題的實際方法。解決體重問題也確實是逆轉疾病的最佳方法之一。如果你有肥胖症、心臟病或糖尿病的家族遺傳基因，而你遵循TRE頗有成效，那就傳播大愛吧！讓生理時鐘協調的生活作息任何年齡的人都能受益。

心臟手術也可配合生理時鐘

一天不同的時間對於各種醫療的成效，從服藥到手術，都有關鍵性的影響。針對596名分別在早上和下午進行主動脈瓣置換術的患者進行的調查發現，在手術後500天內，下午動手術的患者嚴重心臟意外事件的發生率，低於早上組的患者[13]。基因表現在一天中的節律差異，可能致使一個人的心臟在下午比早上康復地更快。最初幾小時的癒合決定手術的結果和長期恢復。因此，最好讓治療配合自身的晝夜節律週期。

第11章 增強免疫系統，遠離癌症

　　就像裝備精良的防禦系統使用不同方法和武器應對不同的情況一樣，身體的免疫系統是一個高度精密的軍械庫，可以不斷對身體進行檢查，尋找異物入侵，諸如病毒、過敏原和污染物，或是組織損傷。如果出現問題，它會以適當數量部署正確類型的分子，以修復損傷或抵消攻擊。一旦消除了威脅，免疫系統就會從戰鬥／部署模式撤退，回到監視職責。

　　疾病、感染和過敏反應通常發生在免疫系統太弱或攻擊性太強的時候，在根本沒有外來異物時錯誤發動攻擊，或在消除威脅後很長一段時間仍繼續部署。當免疫系統失靈時，就會引發身體一連串的錯誤反應，最終導致全身或慢性炎症。

　　免疫系統不佳引起的疾病和症狀涵蓋範圍很廣，從痤瘡、疼痛和關節痛，到流感、哮喘、肝病、心血管疾病、結腸炎、鼻炎（或任何以「炎」字結尾的疾病），以及多發性硬化症。久而久之，慢性炎症會損害身體細胞的DNA，最終導致癌症。例如，患有潰瘍性結腸炎和克羅恩氏病的人，罹患結腸癌的風險也會增加[1]。

　　不過，就像主要器官一樣，免疫系統的運作也有一定的規律，如果可以使它重新同步，就可以調節它的反應。更重要的是，生理時鐘失調會影響身體的免疫系統，使你更容易生病或感染，並且更難痊癒。例如，傷口癒合具有很強的規律性，出血和凝結時間都必須非常平衡。血塊就像洩漏處的水泥塊，粘結結構是由肝臟中產生的蛋白質構成的，我們知道這種蛋白質具有很強的規律性，如果我們在血塊形成之前流血太久，可能就會受到感染。

　　研究已經證明輪班工人的免疫系統很脆弱。與非輪班工人相比，他們罹患腸道發炎性疾病（結腸炎）的機率更高，而且罹患細菌感染、多種類型的癌症、和許多免疫系統相關慢性疾病的風險也更高，包括心血管疾病和關節炎。如果我們的作息都像輪班性質，那麼這些疾病可能就會潛伏在我們體內。在本章，你將確切了解生理時鐘對身體免疫系統的影響，以及如何使藥物、手術和治療方法配合生理時鐘，達到最佳的健康和復原狀態。

生理時鐘控制細胞的免疫反應

　　身體血液中有多種不同類型的免疫細胞，各有不同的用途。各種類型的細胞都有其獨特的免疫功能，有一些負責消滅細菌，一些修復傷口，還有一些負責識別並記住哪些外來因子曾入侵過身體，以便下次可以及時因應。人的身體需要所有這些元件的最佳組合。在決定身體應產生多少免疫細胞時，「時鐘基因」扮演重要的角色。當生理時鐘系統發生故障時，會導致免疫系統出現細胞失衡，造成一種防禦細胞過多，而另一種卻不足的情況。例如，一個失衡的免疫系統，會擅長消滅細菌，但對傷口的修復卻不那麼出色，這會造成系統疲於在傷口部位抵抗新的感染。或者，免疫系統不記得前幾次應付過的外來因子，就可能會對新疫苗產生微弱的反應。

生理時鐘也會調節每個細胞內部的基本防禦機制，不管該細胞是否屬於免疫系統的任何一部分。這就好像每個細胞內都有一個免疫系統可以消除威脅。細胞內最常見的威脅是「氧化應激」（oxidative stress），亦即額外的氧分子進入細胞的直接結果，這些分子會生成危險的自由基（free radicals），即電子不穩定的氧分子，必須盡其所能找到各種來源提取電子，才能成為穩定的分子。電子的來源可能包括細胞DNA、細胞膜、重要的酶，以及不可少的結構性或機能性蛋白，當這些重要的細胞組成和物質失去電子，而與自由基結合時，它們的功能就會被改變。

由於氧化應激會導致慢性和全身性炎症，已證實是許多疾病的重要成因。事實上，氧化應激似乎就是造成大多數慢性疾病的頭號殺手，包括癌症、心臟病、癡呆症、關節炎、肌肉損傷、感染和加速衰老。生理時鐘的主要作用之一是控制氧化應激。進食後，當身體每個細胞都在利用營養來製造能量時，細胞就會產生活性氧。生理時鐘充當細胞內部這種氧化狀態的傳感器，並協調抗氧化防禦機制，以清除損傷。由於過去數百萬年白天的飲食習慣都是可預測的，因此時鐘的功能對於細胞健康十分重要。科學家認為，晝夜之間氧化應激上升和下降，可能是生理時鐘演化的主要因素之一[2]。

另一種細胞活動是「自噬作用」（autophagy），使細胞碎片在控制之下被消化掉，有助於減少氧化應激所造成的一些損傷。假設你住在一個不提供垃圾服務的偏遠小鎮，很難去到垃圾場，你會盡力嘗試回收，重複利用物品而不是扔掉它們。當細胞內部免疫系統找到這些零散碎片，會放入所謂溶酶體（lysosome）的垃圾處理系統，細胞會透過自噬作用進行回收。溶酶體含有能夠消化細胞垃圾的酸，一旦細胞垃圾被分解，內部的原材料就可再次用於構建新的細胞部件。自噬作用在上一頓飯後幾個小時（禁食幾個小時後，每天第一口進食之前）最為活躍，然後在進食時速度會減緩。顯然限時進食會使禁食期間增加數小時自噬作用時間[3]。

粒線體是存在於每個細胞中極微小的細胞器，但更多存在於肌肉細胞中，是身體所有能量產生的主要場域。有缺陷、受損或受壓的粒線體會產生活性氧物種，自噬作用可清除細胞內受損的粒線體和其他附帶損害。穩定的生理時鐘可改善粒線體功能、粒線體修復和自噬作用，進而改善整體細胞健康。

有時，自噬作用和類似的清理機制，可能不足以抵消細胞的損傷或壓力。在這種情況下，將觸發另一層更有效的防禦系統，它可以使任何細胞啟動自我保護，有如免疫細胞一樣。它會使細胞產生可抵抗感染的化學物質，或邀請組織內的免疫細胞前來救援。想像一下，每個細胞內的這種免疫反應，就像家裡的火災警報器，有它是一件好事，但是如果警報聲持續不斷（慢性發炎），那可是會煩死人。此外，當此細胞警報系統啟動時，即使在真正的威脅期間，也會使細胞其他功能失去關注。正因如此，長期激活這種防禦系統會損害人體的一般功能，例如新陳代謝、損傷修復等[4]。我們發現，當老鼠的生理時鐘遭到破壞時，每個細胞反應就好像遭受攻擊一樣[5]。

免疫系統的生理時鐘

每個免疫系統各司其職——監測、攻擊、修復和清理，會在一天不同的時間執行。這似乎有悖常理，因為你可能會認為一旦偵測到威脅時，所有免疫反應都應該同時發生。但是，錯開任務時間有非常重要的救生目的。當免疫系統同時啟動多項武器時，可能會使我們的身體不知所措，造成無法恢復的休克狀態，稱為敗血性休克。在不同的時間內分別完成這些瑣事，身體才可以適應正在發生的變化。

絕大部分的免疫系統存在腸道中，這是很恰當的，因為身體最大的潛在入侵者是來自所吃的食物、或在腸道內衍生的細菌。正如第九章所討論的，腸道微生物會在一天不同時間內大量繁殖和損耗。當我們生活在不夠衛生的環境，會經常接觸到細菌、寄生蟲和病毒，因而時常引起免疫系統的反應。這些肇事因子很多都有規律的週期，在預測細菌和寄生蟲威脅的增加和減少時，免疫系統也有一套應對規律。這種免疫功能週期也可視為慢性炎症的檢查指標。換句話說，免疫系統失調可能是慢性炎症的另一個原因。

除了腸道之外，體內脂肪、肝臟、甚至大腦也都有免疫系統，這些免疫系統就像保全警衛一樣：通常站在原地等待事情發生，一旦有異物入侵時，它們會立刻啟動消除威脅。例如，如果腸道被破壞，細菌分子進入血液，並激發組織內部的免疫細胞，可能會引起全身性炎症。生理時鐘失衡也會使組織或腦細胞受到壓力，壓力細胞會產生許多化學物質來啟動組織內的免疫細胞，因而導致慢性炎症。

腦部發炎可導致抑鬱症、多發性硬化症，甚至精神分裂症。脂肪沉積的炎症是肥胖症的普遍特徵，這進一步損害脂肪細胞在必要時的正常燃脂功能。當肝臟因過多的脂肪沉積而受損時，會產生一些化學物質，促使免疫細胞對其進行修復，這會造成肝臟充滿瘢痕組織（scar tissue），也稱為脂肪性肝炎（steatohepatitis），或是更嚴重的肝硬化（liver cirrhosis）。

在TRE之下保持健康的晝夜節律，對於減少全身炎症方面有幾個重要功能。良好的生活作息有助於妥善修復皮膚和腸壁，降低未消化的食物分子、致病細菌或引起過敏的化學物質進入身體的機會，啟動免疫系統。穩健的晝夜節律可以減少氧化應激和炎症化學物質的產生。依循TRE，隨著進入身體的外力因子減少、和身體產生的炎症化學物質減少，免疫細胞活化程度自然會降低，進而能減少全身性炎症。

改善生理時鐘，加速身體康復

　　就連醫生也同意，醫院是最不適合人住的地方，尤其是對老年人來說。免疫系統很差的病患在醫院受到潛在的致命感染，這是很常見的。例如，大家都聽說過加護病房譫妄症候群或ICU譫妄症，就是描述認知功能受損的狀態，可能會導致長期的認知障礙[6]，症狀可能包括注意力不集中、短期意識障礙、記憶力減退、精神混亂，以及語言或情緒障礙[7]。因為睡眠不足、缺乏時間感、或光線不足，ICU譫妄症可能發生在醫院病房中的任何人。免疫系統受損時，可能會發生ICU譫妄症，但我們認為這與生理時鐘紊亂有關。病人在住院期間，每2、3個小時就會被叫醒一次，沒有連續的睡眠，燈光總是很明亮，通常也連接著靜脈注射線，這代表醫院可以隨時或連續不斷提供食物和藥物。

　　在這種情況下，最好的防禦就是反守為攻。如果你必須去醫院，請確保你有最好的睡眠工具，尤其是眼罩和耳塞。一項研究調查噪聲對睡眠品質和ICU譫妄症的影響，睡前使用耳塞可改善睡眠和防止ICU譫妄症，在入院48小時內使用最為有效[8]。一般而言，維持規律的生理時鐘可以幫助病人在住院期間更快恢復，同時可以改善組織修復、減少炎症、幫助再生受損組織、並減少身體的壓力。

服用消炎藥的晝夜節律性

如果人體的發炎過程是有規律的，你會發現許多炎症性疾病會在白天或晚上的某些時間加劇。例如，老年人當中最普遍的毛病之一，就是關節發炎（arthritis）和劇烈疼痛。許多關節炎患者注意到，疼痛和僵硬的嚴重程度，在早上最為明顯，幾乎很難下床活動。

患者經常服用消炎藥來控制關節炎疼痛。在一項針對五百多名類風濕性關節炎患者的研究中，患者分別於上午、中午或晚上服用普通的非類固醇消炎藥（NSAID-indomethacin）[9]，在相關副作用（包括胃不舒服或頭痛、頭暈）的發生率上，早上服藥是夜間的近5倍。晚上服藥還可以減輕隔天早上會出現的疼痛和僵硬症狀。已知引起類風濕性關節炎的炎症會在午夜後增加。因此，睡前服用任何消炎藥都可以事先降低夜間炎症的嚴重程度，早上醒來時關節炎疼痛或許會減輕。

類固醇藥物如潑尼松（prednisone）有很強的抗炎作用，會透過減緩免疫細胞或抑制其活性來發揮功效。我們還知道，人體自身的類固醇（例如皮質醇）也會在夜間緩慢上升，而關節炎患者產生的皮質醇較少[10]。因此科學家認為，午夜過後增加類固醇水平可以有效抵抗關節炎。但是，這種方案很難維持，尤其因為午夜應該是要趕快睡覺的時候。解決方法是開發這些藥物的延長釋放版本，以便患者可以在晚上九點或十點左右就寢時服用，而藥物會在3、4小時之後才會從膠囊釋放到腸道。一項對照的臨床試驗證實了它的功效：研究結果顯示，類風濕性關節炎患者在就寢時服用相同劑量但不同版本的潑尼松藥物，相較於瞬時釋出藥性的藥，延長到深夜才釋放的版本可降低24％早晨關節僵硬的症狀[11]。

事實上，科學家發現，將近五百種藥物治療配合生理時鐘特性時，其耐受性提高多達5倍[12]。我們所服用的每種藥物量要兼顧兩種作用——疾病或症狀的預期療效，以及意外的副作用。正因如此，光是增加藥物劑量無法增強治療效果和速度，因為如果服用更高劑量的藥物，副作用可能會因而提高，因此服藥時機可能才是提高療效的關鍵所在。這可能會改變許多疾病的治療方法，從癌症到高血壓、自身免疫性疾病、心臟病、抑鬱症、焦慮症等等。

流感疫苗最佳接種時機

提前計畫你的疫苗接種日期，並試著在前一星期獲得充足睡眠。在一項研究中，當參與者在接種疫苗前幾天睡眠品質不佳時，近半數的人會對疫苗產生明顯的延遲反應[13]。這引發有關流感疫苗的一個重要問題，因為某些接種疫苗的人沒有達到預防流感的功效。這些人明年可能要特別注意，確保在注射流感疫苗的前一週有良好的睡眠。除了睡眠狀況之外，當天注射流感疫苗的時間，似乎是另一個要考慮的因素。初步研究顯示，早上接種疫苗的預防效果比下午接種的更好[14]。

TRE有助於控制炎症

已知生理時鐘紊亂會損害免疫系統，導致全身性炎症增加，更容易遭到細菌感染[15]。然而，透過TRE維持穩定的晝夜節律，有助於強化免疫功能、減少感染，以及減少全身性炎症[16]。這可能透過多種機制發生。

我們認為這種免疫系統的益處，有一部分可能歸因於TRE改善了消化健康。正如我們在第九章了解的，當腸道粘膜保護功能改善之後，進入血液的入侵者將會減少，而循環免疫細胞要消除的威脅也會減少。TRE還可以減少全身的炎症，包括脂肪儲存。當身體脂肪被當成能量來源時，發炎性脂肪和一般細胞損傷的數量就會減少。越來越多研究認為，減少發炎性脂肪是避免II型糖尿病和胰島素抗性的重要因素。隨著全身炎症的減輕，關節疼痛和僵硬就會消失，使身體活動變得容易且令人享受。TRE還會改善大腦時鐘，增強大腦的屏障（類似腸道粘膜的保護作用），因此只有含氧的血液才能進入大腦，而非細菌、細胞碎片或其他可能損害大腦功能的分子，這會減少大腦局部發炎，避免造成許多腦部疾病（包括癡呆症）。

此外，TRE還可以改善每個細胞的免疫防禦系統。遵循TRE時，身體細胞會產生更多的抗氧化劑來中和自由基，減少細胞損傷。TRE還可以改善自噬作用，清除並回收更多受損細胞。最後，由於細胞內生理時鐘在TRE之下得到改善，每天有好幾個小時可以調整細胞內部的防禦系統。當我們的細胞健康又很少發炎時，整個身體運作就會更完善。

在開始遵循TRE之前，我常常有膝蓋和關節疼痛的問題，在運動後得戴護膝或使用冰袋。旅行時，我總是生病──感冒或感染。在過去的幾年中，我所有的抗生素處方，都是為了應付連續好幾個晚上的熬夜工作（和深夜零食）、或在跨洲飛行之後出現的感染。

自六年前開始遵循TRE以來，我就很少在旅行後生病，關節也不再疼痛，多年來都不用膝蓋護具或冰袋了。

生理時鐘失調的最壞結果：癌症

2007年，世界衛生組織國際癌症研究機構宣布，導致生理時鐘紊亂的輪班工作是「可能的」致癌因素。在過去的十年中，其他大型縱向相關研究將輪班工作與癌症之間的可能關連，延伸到大腸直腸癌、卵巢癌和乳腺癌。癌症有許多不同的原因，其中一些與生理時鐘有關：

- **過度發炎**：正如我們所討論的，炎症是有晝夜週期的，當慢性炎症持續，尤其是在腸道或肝臟中，會助長癌細胞生長。

- **自由基的氧化應激反應**：自由基會破壞細胞DNA，而隨著受損的DNA發生突變，其中一些可能會致癌。

- **端粒（telomeres）**：由於晝夜時鐘參與DNA修復，因此對維持健康的端粒（染色體末端）也有一定的影響。有一項研究中指出，夜班工作超過五年以上的女性，端粒長度減少，因而增加了罹患乳腺癌的風險[17]。

- **免疫系統監測**：某些免疫細胞負責尋找看起來有問題的組織，一旦發現時，會殺死它。這是高效自身免疫非常明顯的例子，因為當免疫系統發現90%像正常細胞一樣的癌細胞時，就會殺死它。當這種免疫系統受到損害時（一如生理時鐘失調發生的情況），許多癌細胞得以逃避薄弱的監視，會衍生成為威脅生命的腫瘤。

- **細胞週期檢查點**：正常細胞與癌細胞之間的根本區別是，正常細胞不會快速生長，也不會頻繁分裂，而癌細胞會生長更快，而且分裂更頻繁。當正常細胞分裂時，需要處於完美形態。正常細胞中的生物鐘確保許多控制步驟到位，使細胞僅在特定時間生長，每天或每幾天分裂一次，並定期進行自我修復。癌細胞逃脫了一切檢查和制衡。由於避開了為細胞分配營養的機制，癌細胞生長得更快，它們會產生更多的脂肪分子，這些脂肪分子會建立新的細胞，回收廢物，使其更加快速生長。癌細胞也沒有嚴格的DNA損傷修復機制，因此它們會緩慢積累損傷。

- **代謝**：細胞生長時需要大量能量。生理時鐘控制新陳代謝，但是當時鐘受到擾亂時，新陳代謝加快，也會助長癌症發展。

- **DNA損傷反應**：如果DNA受損，就必須進行修復，生理時鐘會調節一些修復酶，使修復系統在細胞可能受損時打開。例如，在腸道中的DNA修復系統會在半夜啟動，皮膚的修復系統則定期在晚間進行，因此不會與白天的日曬傷害有衝突。如果修復的時機不正確，細胞可能會在受損DNA修復完之前，就分裂成新的細胞。受損DNA的擴散會增加身體罹患癌症的機率。

- **自噬作用**：癌細胞會利用自噬作用為自身提供能量。一旦有東西受損，它們會立即將其回收再利用。正如我們所了解的，自噬作用受時鐘調節，因此只發生在一天中的某些時間，特別是在深夜禁食期間。當自噬作用高速運行並且沒有時間選擇所有損壞的零件時，有時會留下損壞的粒線體。這些受損的粒線體會繼而產生更多的自由基、氧自由基、或氧化應激。

癌症治療與生理時鐘

生理時鐘與癌症有高度相關，包括預防和治療。輪班工人的進食、睡眠和光照時間不規律，增加了罹患癌症的風險，這項觀察大大提高維持穩定生理時鐘可預防癌症的可信度。事實上，在一項有關婦女和乳腺癌風險的大型回顧性研究中，我來自加州大學聖地牙哥分校摩爾斯癌症中心（Moores Cancer Center）的同事露絲・派特森（Ruth Patterson）發現，保持規律飲食和11小時TRE的女性，能夠成功預防乳腺癌[18]。由於已知TRE

可以減少慢性炎症（這是致癌的原因），因此不難理解11小時的TRE可以成功降低罹患乳腺癌的風險。這是非常重要的發現，因為很少有研究將營養與癌症風險同時納入考量，並透過獨立的受控人體實驗得到驗證。

改變日常作息就能減少腫瘤的生長嗎？我們認為答案可能是肯定的，關鍵是恢復晝夜節律。一組科學家對老鼠進行試驗，發現正面的結果。他們在三組老鼠身上植入一個小的腫瘤。第一組生活在正常的明暗週期下，而第二組每隔幾天改變一次週期，就好像他們經歷了時差或輪班工作一樣。兩組老鼠都可以隨時隨地自由進食。他們發現，在輪班工作／時差條件下，老鼠身上的腫瘤生長更為迅速。但是，當第三組老鼠經歷相同的輪班工作／時差模式，但只限12小時內獲得食物，腫瘤生長在短短七天內減少了20％ [19,20]。

三十多年來大家都知道，就癌症治療而言化療時機很重要[21]。在追蹤晚期卵巢癌婦女的一項研究中，患者接受了阿黴素（doxorubicin）和順鉑（cisplatin）兩種不同的藥物治療，但在不同的時間進行——這是當時治療卵巢癌的標準做法。早上注射阿黴素、晚上注射順鉑的婦女，從抗癌藥物中產生的副作用較輕，而按相反的時間表注射藥物的婦女（早上順鉑、而晚上阿黴素），會產生較嚴重的副作用。這是第一次有研究顯示錯誤用藥時間會導致副作用加重。針對這項研究的評論，可參閱一篇標題聳動的文章〈給藥時間不當成為毒藥：晝夜節律和藥物治療〉[22]。

從那時起，許多其他類型的癌症和不同癌症藥物的研究，都得出相同的結論——癌症藥物的給藥時間會使治療無效或更加有效。在一項關於大腸直腸癌研究中，利用微型泵每小時緩慢施打少量藥物奧沙利鉑（oxaliplatin）給患者，而大劑量則在下午四點時給予。先前對化療沒反應的患者，開始對這種定時給藥的癌症藥物產生正面的反應[23]。

當必須切除腫瘤時，手術時間也會發揮作用。例如，如果腫瘤到達肝臟，必須將幾乎一半的肝臟切除。手術後，正常的肝臟細胞應該會分裂並生長，使肝臟恢復到正常大小，再度發揮正常功能。在一項研究中，日本的一組研究人員分別在上午和傍晚切除老鼠肝臟的三分之二。與早上進行肝臟手術的老鼠相比，下午手術的老鼠肝臟再生速度要快得多[24]。

有一些癌症患者還必須忍受全身放射線治療（TBI），摧毀某些部位的癌細胞，即化療或手術不容易處理之處。TBI通常用於對抗神經系統、骨骼、皮膚和男性睪腺中發現的癌症。有時TBI會用來削弱免疫系統或使其失效，特別是那些接受移植手術的患者。如果病患獲得損贈者的骨髓或幹細胞，他們自身的免疫系統會將這些細胞視為異物，試圖殺死它們，因而破壞了治療目的。TBI也會用於殺死生病的骨髓，讓新的骨髓有生長的空間。但是TBI也有有許多副作用，包括脫髮、噁心、嘔吐和皮疹。這是因為放射線除了殺死癌細胞之外，也會破壞正常細胞的DNA。當DNA沒有被修復時，細胞就會死亡。

幾年前，我們對老鼠進行了簡單的實驗，發現老鼠的皮膚和毛細胞會在晚上修復所有受損的DNA。我們對此一發現進行深入探索，並測試在一天不同時間給老鼠施行全身放射線治療結果會如何。我們分別在早上和晚上對兩組老鼠施以相同的輻射劑量。正如所預期的，早上接受TBI的老鼠掉了80％的毛髮，而在晚上接受相同TBI的老鼠則保留了80％的毛髮，這是因為晚上進行的放射治療與老鼠的生理時鐘同步，因此所引起的DNA損傷得以迅速修復，恢復正常的毛細胞功能[25]。

癌症研究和生理時鐘的最新想法是，針對時鐘功能天生不健全的腫瘤，開發可直接與時鐘分子結合的藥物，恢復腫瘤的時鐘功能。早期研究顯示，腫瘤中時鐘蛋白正常的腦癌患者，比起時鐘蛋白低的患者，有更高的存活率[26]。在實驗室中，我們透過能增強時鐘基因功能的藥物，重新激活老鼠的腫瘤時鐘，以治療神經膠質母細胞瘤（glioblastoma）[27]。當神經膠質母細胞瘤被放入老鼠體內時，腫瘤會迅速生長，在幾天之內，腫瘤大小會增加將近10到15倍。但是，接受時鐘藥物治療的老鼠，顯示出腫瘤的生長明顯減少，存活時間也更長。更重要的是，比起（被分配給第二組老鼠）傳統治療腦癌患者的標準藥物，時鐘藥物更為有效。

病患和醫護人員的週期同步配合

生理時鐘與癌症最佳療效之間的關連，一旦得到廣泛認可和接受之後，醫生可以改變他們的時間表，以求達到最佳的治療結果。如你所見，身體的晝夜節律可以調整。例如，連續上夜班的工作者有完全相反的晝夜週期。事實上，他們的褪黑激素分泌會在白天上升，而在夜間下降，因為他們生活在完全不同的時區。同樣的，外科醫生可以顛倒其晝夜週期，使他們顛峰表現時間配合病人最佳的治療時程。例如，如果在下午進行手術會得到更好的效果，那麼醫生可以將自己的最佳表現從早上轉移到下午，例如，晚一點起床，改成下午輪班。

技術的進步將繼續幫助我們改善治療經驗。例如，在一些歐洲醫院，患者身上連接微型泵（如胰島素泵），會根據其生理時鐘在正確的時間輸送藥物，而這類技術可以輕易用在許多治療方案。另外也有一些治療方法（包括手術）是透過遠距離遙控機器人：在紐約的醫生可以透過機器人，幫遠在舊金山或夏威夷的病人進行治療[28,29]。這項技術進步是另一種時差同步的潛在策略，使病人的身體處於最佳手術時間，而醫生表現則處於顛峰狀態。

與癌症搏鬥的姐妹

　　癌症治療很複雜，即使當抗癌藥物殺死某些腫瘤，可能又會生出其他腫瘤，或是治癒幾年後，休眠的腫瘤又開始出現，我們稱為癌症復發（cancer recurrence）。

　　近年來，癌症治療研究大力關注在了解人體的生理時鐘，而我們的實驗室正在鑽研連結兩者的方法。例如，我們與一對姐妹保持聯繫：姐姐患有卵巢癌和子宮癌，妹妹患有乳腺癌。姐妹倆接受8小時的TRE，都回報說這種飲食安排對她們的癌症治療很有幫助。她們的疲勞、藥物副作用（如噁心或腸道疼痛）都減輕了，睡眠也得到改善。TRE甚至能夠增強抗癌藥物的功效。她們的經驗與最近的一項研究結果吻合，該研究顯示，在遵循TRE的罹癌女性中，癌症復發率降低了[30]。TRE減少了微小的休眠腫瘤生長的機會，因而改善了癌症的治療。

第12章　穩定的生理時鐘 強化腦部健康

　　很難知道大腦運作是否出了問題，雖然我們有超強的能力來彌補不足之處，但我們仍經常認為自己的行為是正常的。事實並非如此，家人和朋友往往最先注意到我們的行為或思想發生了變化。而當家庭成員出現腦功能障礙時，無論發生在思維、情緒反應或記憶方面，全家都會受到影響。隨著腦功能障礙的惡化，患者可能難以維持正常的家庭關係，變成孤單一人，沒什麼朋友，也可能成為負擔。因此，照顧好自己的身心健康不僅是在照顧自己，也是在照顧我們的家人。

　　沒有任何血液或基因測試，可以絕對肯定偵測出一個人的大腦功能會衰退，例如，抑鬱症、焦慮症、躁鬱症、創傷後壓力症候群、或強迫症（OCD）。此外，與大腦有關的疾病，如帕金森氏症、阿茲海默症、亨丁頓舞蹈症（Huntington's Disease, HD，一種遺傳性疾病，會導致腦細胞死亡。早期症狀往往是情緒或智力方面的輕微問題，接著會出現不協調和不穩定的步伐）、多發性硬化症、和肌肉萎縮性脊髓側索硬化症（ALS，俗稱漸凍人），目前都還沒有根治的方法。這些疾病可能與少數幾個基因的某些突變有關，但這只能解釋所有疾病一小部分的原因，不能做為近年來許多腦部病變發病率上升的理由。

這很有可能是遺傳基因和環境因素相互作用而產生疾病，對於威脅生命的腦部疾病、抑鬱症、焦慮症、強迫症等確實如此。雖然這種解釋很合理，但我們不知道哪些特定的環境因素會引發這些疾病。然而我們確實知道，保持穩健的生理時鐘可以增強抵抗這些腦部疾病的能力。

哪些是影響生理時鐘因素？

大腦所有區域都存在著生理時鐘，包括與神經精神疾病有關的區域。雖然我們還沒有完全了解大腦功能障礙是如何衍生發展的，但是這些疾病的機制主要涉及四個主題，而生理時鐘也與這些主題完全相關：

1. **缺乏新的腦細胞**（神經元）以替代受損或死亡腦細胞，導致健康的神經元數量逐漸減少：我們過去認為，自兒童時期大腦發育後，人體就不再產生神經元。但是，大約二十年前，索爾克生物研究所的一位同事弗雷德·蓋奇（Fred Gage）打破了這個觀點[1]。現在已經很清楚，成人大腦具有特殊的幹細胞，會在一生中不斷產生新的神經元。這些新的神經元會透過所謂「成人神經發生」（adult neurogenesis）的過程來取代受損或死亡的神經元，而這種再生能力對於保持大腦正常運作一直到老年非常重要。神經發生能力的降低會導致一系列大腦健康功能障礙，從健忘和記憶力減退到癡呆症。

生理時鐘與調節成人神經發生有關。幹細胞產生新神經元的過程每天都有固定週期，以確保正確的健康脂肪分子在一天中適時傳遞到新的神經元。當我們維持生活作息時，就會產生更多健康的神經元。反之，當我們睡眠不足或有時差時，會減少當天可以製造的新神經元數量。

2. **神經元的連接不良**，導致大腦區域之間的連接錯誤／溝通不順暢：人剛出生時大腦尚未發育完全，這代表大腦許多部分尚未連接到其他區域。在生命的前五年中這些連接緩慢發展。伴隨這些連接同時出現的是大腦化學物質的獨特模板，負責協調神經元之間的溝通。在這個關鍵的發育時期，睡眠／覺醒和明暗週期會影響大腦發育。光照量不平衡（白天光線太少或晚上光線過多）、或是不規則的睡眠／覺醒週期，可能會造成長遠的影響，例如睡眠模式永久改變、對光線過度敏感，甚至出現泛自閉症障礙或注意力缺陷過動症等症狀。在老鼠實驗中，視網膜中的黑視素細胞與大腦連接不當，會導致光線誘發的頭痛和偏頭痛[2]。當人們太長時間暴露在明亮的光線下時，可能也會有同樣的情況。

3. **神經元的損傷積累、修復不足，以及死亡**：生理時鐘會調節相關基因，以減少神經元壓力、並促進其修復，使神經元保持健康。如果大腦的任何時鐘被打亂，與之相關的神經元就會變得容易承受壓力、受損或死亡，或許清理混亂的過程也會受到影響，因而造成更大的壓力和損傷。正因為如此，生理時鐘受到干擾的大腦也會出現許多錯誤的連接。腦中發送錯誤的化學物質會造成進一步的損害，並可能導致許多不同的疾病，包括自閉症、注意力缺陷過動症、抑鬱症、躁鬱症、創傷後壓力症候群、廣泛性焦慮症、恐慌症、嚴重的偏頭痛、癲癇和癲癇發作。

4. **大腦化學物質失衡**：神經元會產生一種做為「神經遞質」（neurotransmitters）的大腦化學物質，它是神經細胞之間的信使，其中包括多巴胺（dopamine）、血清素（serotonin）、去甲腎上腺素

（noradrenaline）、和 γ-氨基丁酸（GABA）。這些神經遞質調節各方面的大腦功能，包括保持警覺或活躍、保持鎮靜，以及對於動機或獎勵做出反應。許多神經遞質都在生理時鐘的控制之下，這是有道理的，因為我們通常會在一天不同時間經歷不同的精神狀態。我們一早會對當天一切計畫更加警覺和焦慮，白天有動力去執行，也會對於完成任務覺得小有成就感；而越到傍晚和深夜，維持鎮靜的大腦化學物質則會使我們逐步放鬆。

有一些大腦時鐘負責製造這些化學物質，而另一些時鐘則負責分配化學物質的生產週期。當時鐘被打亂時，會造成大腦化學物質每天的生產時機錯誤，導致產量過高或過低，因而發展出不同的腦部疾病。例如，當老鼠大腦時鐘受損時，會產生過多的多巴胺，這是與體內能量消耗、新陳代謝和活動有關的神經遞質[3]。多巴胺過多會使老鼠和人都很狂躁。

光線的作用

生理時鐘與心理健康之間的關連，可以追溯到三至四萬年前人類向北半球的遷移。光線不足與抑鬱症有關，而冬季日照時間只有短短不到6小時是罪魁禍首，這就是「季節性情緒失調」（Seasonal Affective Disorder，簡稱SAD）。SAD是一種抑鬱症，症狀包括疲勞、絕望和社交退縮。那些容易受到SAD影響的人，會在秋天到初春自然日照不足的期間感受到「冬季憂鬱」，一直到日照時間變長時才會好轉。這種情況經常發生於冬天居住在北歐國家的人民，早上準備出門去上班時，還不見陽光，直到晚一點太陽升起之後，情緒才升高，表現也隨之提升。甚至在北歐以外的國家，隨著從赤道向更高的緯度遷移，整體人口的抑鬱症和自殺率也隨之上升，而這種增加是季節性的，冬季抑鬱症的發生率也會增加[4,5]。環境因素使一些地區特別容易遭受精神健康問題，這是最佳實例。

抑鬱症、季節性情緒失調和夜間睡眠不足（清醒時仍感到想睡）三者之間的共同點，可能是白天日照明顯不足。我們知道那些長期失眠、一整天昏昏欲睡的人（不管他們是固定工作還是輪班者）都容易罹患抑鬱症[6]，而我們正要開始發掘光對終生睡眠和活動模式的影響。根據2017年的一項研究顯示，當青春期的老鼠暴露在不自然的晝夜循環之下，亦即模仿非常溫和的時差（僅跨越一個時區），將每天的光照定時提前或延遲1小時，只不過持續幾週之後，老鼠的生理時鐘就完全重置了[7,8]。我們認為，這種影響完全歸因於視交叉上核（SCN）的大腦主時鐘透過打開或關閉一組獨特的基因進行了重新設定。

這項研究具有開創性，因為以前普遍認為只有老鼠發生基因突變時，才會出現這種變化，而研究人員卻發現，這些老鼠的SCN出現化學失衡現象。照明時間的改變影響了γ-氨基丁酸（GABA）的產生，這是一種使我們保持鎮定的神經化學物質。有趣的是，大多數SCN時鐘神經元都會產生GABA，而我們也知道，過多或過少的GABA會對我們日常作息的睡眠／覺醒週期、和保持鎮靜或焦慮的能力，產生巨大的影響。

這是否代表在光照紊亂的環境中成長的孩子，注定要面對精神健康問題，或成人不良習慣會觸發大腦功能障礙？我們還沒有明確的答案。但我們確實知道，大腦功能障礙相關疾病的發病率正在上升。如果我們能夠妥善設定固定的就寢時間、注意晚上的光線照射量，並確保白天吸收充足的光照，我們也許可以扭轉這些數字。

室內照明，尤其是在錯誤時間，可能會對我們的生理時鐘造成嚴重的影響，尤其是當我們生病時。如第十一章所述，大家都知道許多重症加護病房患者一開始就處於危急狀態，由於醫院總是燈火通明，更會造成病人缺乏明顯的晝夜意識，幾天後，許多患者可能會出現ICU譫妄症。安裝新的照明設備，以模擬晝夜變化的明亮和昏暗燈光，並降低噪音幫助夜間睡眠，就可恢復ICU患者的生理時鐘，並大幅減少ICU譫妄症[9]。

打從出生之日起，早產兒就暴露在不合時宜的錯誤光照之下。他們剛出生的時候，大腦和身體還沒有完全發育成熟，必須在新生兒重症加護病房度過頭幾天或幾週，直到發育完全可以接回家為止。加護病房總是燈火通明，因為醫護人員每隔幾小時（有時隔幾分鐘）就得檢查一下嬰兒狀況，周圍也有許多監視器和電腦螢幕會發出嗶聲、並釋出亮光。結果，發育中的嬰兒大腦沒有白天或黑夜的感覺。我們也知道早產兒通常存在許多後續健康問題，包括腦部發育問題，許多人長大後患有注意力不足過動症、泛自閉症障礙、學習障礙、語言能力受損等。這些相關的觀察提出了新的研究問題，透過控制光照暴露或進食時間來維持生理時鐘，是否可以預防或減輕這些疾病的嚴重程度。

在第八章討論過一項非常有趣的實驗，研究人員在夜間遮蓋早產兒的嬰兒床幾個小時，阻擋明亮的光線[10]，採用明暗循環這種簡單的方式加速了嬰兒的生長發育，使他們的住院時間大幅減少了30%。嬰兒體重增加更快（體重加速的增加與大腦整體發育良好有關），他們的心率也更加穩定。不僅如此，這些嬰兒的血氧飽和度更高，褪黑激素更多，只不過讓他們體驗明確的晝夜循環，就產生了重大的影響。

適時合宜的光照克服抑鬱症

還記得我們在第七章提到的聖地牙哥警察寇里‧馬普斯敦嗎？每次在上夜班時，寇里知道自己很容易感到情緒低落，但是在二十五年的工作生涯中，他從未患過抑鬱症。為什麼呢？因為他會確保自己在睡覺前至少有1小時的日光照射時間。他告訴我，每次在日光下，光線彷彿會從眼睛流入大腦，將它喚醒，就好像得到一劑免費提振大腦的維生素。日光會重新平衡大腦的化學物質——日照越充足，大腦就會釋放出更多的興奮性遞質谷氨酸（glutamate），恢復皮質醇和褪黑激素的日常節律，並使它們保持適當的平衡狀態。此外，白天日照充足還可以讓你對夜間睡覺時的光線更能容忍，使你可以安心睡覺，並消除焦慮。

解決光線和睡眠問題，維持大腦最佳健康狀態

所有神經系統疾病的共同問題就是睡眠失調。我們白天的任務基本上是一連串涉及認知和情感的決策，睡眠失調會影響此一決策過程。這個問題在許多精神疾病中也很常見，例如創傷後壓力症候群、焦慮症、躁鬱症等，同時也是造成神經退行性疾病的重要因素，如阿茲海默症和多發性硬化症等。這些疾病很少被認為與睡眠異常或生理時鐘紊亂有關，但事實卻是如此[11]。處理睡眠問題通常是治療任何腦部健康問題的重要關鍵。

晚上暴露於過多光照會阻礙睡眠，而大多數受損細胞蛋白的清理時間都發生在睡眠期間。當你睡得更多時，大腦自然就會有更充足的時間來修復和清理廢物。睡眠還可以透過另一種方式幫助大腦排毒。最新發現的一個現象是，大腦似乎有一種特殊的引流系統，稱為腦淋巴系統（brain lymphatic system），會在睡眠期間運行，消除大腦的代謝廢物，睡眠使這個過程提升了60%[12]。因此，無論你白天有什麼好習慣，晚上睡個好覺都是清除大腦中所有廢物的最佳方法，據推測這可以預防癡呆[13]。壓力過大且睡眠不足的大腦會產生畸形的蛋白質，一旦這種蛋白質累積過多，會導致腦細胞死亡，正是癡呆症的特點。

大腦會隨著年齡老化忘記需要多少睡眠嗎？

如前所述，睡眠是整合和存儲記憶的時間。晚上越是能夠睡足7小時，到年老的時候，就越可能免於健忘毛病的困擾。這在短期內也有成效，我們在第四章了解到，良好的睡眠會為第二天帶來更好的記憶力和專注力。

有些人問我，他們不良的睡眠習慣是否會導致長期記憶問題，例如癡呆症或阿茲海默症。事實是，我們不知道睡眠不足是否會導致癡呆症，但它是一個因素。研究人員發現，睡眠不足會損害老鼠的記憶力，並促成斑塊和神經纖維纏結的發展，這些是阿茲海默症的標誌[14,15]。切記這一點，保持良好的睡眠來保護大腦健康是非常重要的，人生沒有必要犧牲睡眠時間。

然而，隨著年齡增長，我們更可能減少睡眠時間，而非增加。老年人告訴我，他們只睡了5個小時就可以完全清醒，而且精神煥發，因此不會想再睡個回籠覺。我們也知道，年紀越大的人，睡眠品質會受到影響，對聲音和光線更加敏感，兩者都會干擾睡眠。麥可・羅斯巴希（發現人體生理時鐘的運作原理，榮獲2017年諾貝爾獎）和他的研究人員觀察到，當他們輕觸幼果蠅和老果蠅時，後者更有可能從睡眠中醒來[16]。幼果蠅會重新入睡或第二天睡比較久才醒，好像在彌補失去的睡眠，而老果蠅的睡眠時間不長，好像果蠅大腦「忘了」自己睡眠不足。羅斯巴希的簡單實驗顯示，老化的大腦不僅會因為輕微干擾而醒來，甚至會忘記需要多少睡眠時間。

　　重點就是，隨著年齡增長，我們的睡眠時間會縮短，進而對身體和大腦造成不良影響。因此，務必讓自己每天晚上都能睡足7到8個小時。

TRE促進大腦健康

　　正如我們在第九章討論的，腸道的激素會誤入血液，若進入大腦之後，會影響其正常功能。這些激素之一是CCK-4，若進入大腦時會引起焦慮。TRE會減少這些腸道激素對大腦的作用，以免引起焦慮或恐慌發作。

　　當我們注重單一營養組合時，會看到食物影響大腦功能的另一個機制。例如，將近一世紀以來，人們都知道，碳水化合物含量低、脂肪含量高的生酮飲食，可以減少抗藥性強的兒童癲癇發病率，這種營養成分改變了大腦細胞可用能量的類型。腦細胞使用酮體（脂肪的分解產物），可以改善大腦的整體功能，並減少癲癇發作的發生率。8至10小時的TRE也可以促使身體利用儲存的脂肪細胞，並產生這些天然酮體，為大腦提供能量。如果你遵循8到10小時的TRE，在早餐前幾個小時，身體會自然產生酮體，有助於滋養大腦，並減少大腦發炎。

　　在食物短缺時產生覓食的動機，是最原始的反應之一。我們知道，當老鼠被限定只有幾小時可吃東西時，牠們就會想辦法發展出有趣的機會性覓食行為[17]。牠們會在食物出現前幾個小時醒來，開始跑來跑去，好像在尋找食物似的。有證據顯示，這些食物受限的老鼠能利用生酮能量和生理時鐘，獲得準確的睡眠量，使牠們能夠提前醒來覓食[18]。

還有新證據顯示，酮體提供化學信號，能保護神經元免受傷害，或使神經元的自我修復更加完善，以對抗神經退行性疾病（如阿茲海默症、帕金森氏症和亨丁頓舞蹈症）[19]。TRE提高動物覓食的動機與增強大腦健康之間的關係，雖然現在還不能太早下定論，但是目前很清楚知道，生酮飲食對大腦健康的許多好處，是可以透過8到10小時限時進食取得的。

每天在固定時間進食，並保持長的禁食時段，可使大腦和身體的生理時鐘同步。TRE會自然提高睡眠品質，使人可以輕鬆入睡、連續睡上好幾個小時。

2018年，在加州大學洛杉磯分校的克里斯多佛・科威爾（Christopher Colwell）實驗室的一項老鼠模型研究中，發現TRE可顯著減輕亨丁頓舞蹈症的神經退行性症狀[20]。經過三個多月的觀察，可以隨時獲取食物的老鼠出現亨丁頓舞蹈症的明顯症狀：正常的睡眠／覺醒週期嚴重失調、運動協調能力差，以及心率變異性增加。TRE組的老鼠沒有明顯症狀。TRE老鼠的睡眠良好、運動協調性更好、心率更規律，大腦功能也更接近健康狀態。

運動促進大腦健康

運動會增加腦源性神經營養因子（BDNF），加強神經元之間的聯繫並改善記憶力。BDNF可以進一步增強修復受到壓力或受損的神經元，這種過程會發生於大腦生理時鐘維持穩定節律時。

運動和TRE可以獨立也可以共同發揮作用，防止多巴胺能神經元（dopaminergic neurons）減損，造成帕金森氏症。運動和TRE的好處非常多，已知受到能殺死神經元並引起帕金森氏症、中風，甚至亨丁頓舞蹈症毒素攻擊的老鼠，有運動的老鼠面對這些挑戰時，大腦會有更強的應付能力，也會比沒運動的老鼠恢復得更快[21,22]。運動或禁食12到16小時，似乎會在老鼠大腦中產生類似的化學變化[23]，並有助於維持穩健的生理時鐘。好處就是增強大腦的恢復能力，使大腦能應付更多破壞性的傷害，並加速復原。

應付壓力

擁有穩健的生理時鐘可以保護你，不會因為日常生活壓力而影響健康。例如，壓力賀爾蒙皮質醇的分泌是有強烈晝夜週期的。健康的人，皮質醇的分泌會在早上達到高峰，在就寢時間降至最低，使身心可以放鬆，好好睡一覺。

在第二種機制中，生理時鐘本身可以消除壓力激素分泌激增的影響，使人在壓力源消失之後，可以恢復到正常的心理狀態。想像一下，你晚上通勤時碰上塞車，而你要去托兒所接孩子快遲到了，光是擔心遲到就足以刺激腎上腺分泌壓力激素。但是，當你最後終於接到孩子時，就算遲到了，壓力感也應該解除了。這種平靜與激素停止分泌有關。如果你的生理時鐘系統穩固，能夠停止壓力激素分泌，那麼通勤期間已經飆升、並在血液中循環的壓力激素，可能不會造成太大的傷害。

但是，如果你到晚上仍然感到壓力，這就是壓力反應出問題了。首先，壓力荷爾蒙過多會使身體系統不堪負荷，你的生理時鐘可能也無法應付。晚上壓力荷爾蒙激增會使你處於緊張狀態，因而延遲睡眠時間，並可能增加夜間的光照暴露，又更進一步干擾生理時鐘。有些人可能認為這種

「自然能量提升」是一種正面的體驗，因為自己可以在晚上提高生產力。但是，久而久之，夜晚持續不斷的能量會從生產力轉變為焦慮症。第二天，這種壓力反應會出現多種不同的後果：如果你睡的晚，白天可能會感到非常疲倦、易怒、頭昏腦脹和飢餓。

長期有壓力的人甚至可能演變成抑鬱症。在日夜週期中過多的壓力賀爾蒙會減少新的神經元產生，隨著受損神經元數量增加，最後會造成抑鬱症。在老年人中，缺乏新的神經元，再加上受損或死亡的神經元不斷累積，都會導致健忘或記憶力喪失。

你可以養成良好的習慣來解決壓力。就算只是在健身房進行30分鐘到1小時的運動，也能夠為你提供額外的保護，防止壓力的破壞作用。在晚上放鬆閱讀或冥想，有助於減少壓力荷爾蒙的產生並促進睡眠。

對抗抑鬱症

壓力或悲傷的意外事件可能會使人感到情緒沮喪，自然會想獨處，躲在陰暗的房間裡沉默不語，這一切的行為都會影響生理時鐘，而受干擾的時鐘會使他們進一步陷入抑鬱症。同時，抑鬱症的症狀之一是無法入睡或過度睡眠，更進一步擾亂生理時鐘，可能使那些已經感到沮喪的人陷入惡性循環。並不是生理時鐘造成抑鬱症，而是抑鬱症導致晝夜週期紊亂，反而衍生更多的抑鬱情緒。

克服抑鬱症或至少妥善管理的一個方法，就是以非常有紀律的方式簡化生活。好習慣會養成更多的好習慣。如果你可以在晚上獲得充足的睡眠、白天多做運動、增加日光的照射量，以及每天固定時間進食，你會因為預先執行了這些作息決定，而減輕生活中的一些壓力。

　　許多壓力和不幸的事件是不可避免的。我從沒見過哪一個人完全沒有任何壓力，或從未經歷過任何難關，如失去工作或親人。雖然這些事件會使我們陷入焦慮或抑鬱狀態，但維持穩健的生理時鐘既可提供保護，也是防止疾病上身的潛在方法。

　　你可以遵循以下四個簡單的作息：睡眠、限時進食、運動和適量的光照，來保持穩定的生理時鐘並維持大腦正常運作。這四種習慣都可以改善大腦健康。改善單一生理時鐘會給你帶來一些好處，但是結合兩個或多個生理時鐘，對滋養大腦有極大的助益。

　　絕大多數抑鬱症患者有入睡障礙或整夜睡眠間斷的問題。許多治療抑鬱症的藥物透過促進睡眠而起作用。但是，藥物誘發的睡眠會使人在第二天過於疲倦，幾乎不想起床。雖然這些藥物可以在數週或數月內幫助患者慢慢克服抑鬱症，但生活品質通常會受到影響。

　　有些人可能會經歷一段過度警覺和活躍、或躁狂的時期，稱之為躁鬱症。目前已有充分的證據顯示，患有抑鬱症的人，如果睡眠模式不規律或睡眠不足，更容易出現躁狂症狀，最後會慢慢發展成精神病。跨多個時區旅行以及睡眠不足可能會引起躁狂發作[24]。

　　生理時鐘紊亂與腦部疾病兩者之間，長久以來一直被認為是相互關連的，但是很難證明彼此明確的因果關係。幾年前，躁鬱症和生理時鐘之間確立了直接的相關性。研究人員發現，廣泛用於治療躁鬱症的藥物之一——鋰（lithium）與生物鐘的一種成分結合，能使其功效更強大[25]。這項發現對大腦健康具有預防和治療的雙重意義。同樣的，比起抑鬱症患者，我們知道健康的人睡眠品質更好，進食習慣也更好。然而，你並不需要靠鋰來保持正面的情緒；解決睡眠、光照、飲食和運動的規律，將有助於提振精神和改善大腦健康。

生理時鐘與長壽之道

羅傑・吉耶曼（Roger Charles Louis Guillemin）是諾貝爾醫學獎得主，同時具藝術家、丈夫、六個孩子的父親、和祖父的多重身分。但最令人印象深刻的是，他到了九十四歲還是很活躍，而且敏銳。在接受我的博士後研究員愛蜜麗・曼努吉安（Emily Manoogian）的訪問時，他將自己部分的成功歸因於明確的日常生活作息（進食時間、飲食內容、睡眠、和活動量）[26]。

吉耶曼博士生長於法國第戎（Dijon），他在那裡上大學，並完成醫學學位，後來移居蒙特婁（Montreal）追求畢生的研究興趣，與漢斯・塞利（Hans Selye）合作共事，這位指導老師在他生活中扮演重要的角色。塞利博士是最早發現壓力反應，提出腎上腺分泌皮質醇等化學物質使人得以應付急性壓力的科學家之一。正如吉耶曼博士說的：「塞利是第一位將壓力一詞引進醫療領域的人。在此之前，壓力只是工程師才會使用的術語。」

五十年來擔任實驗室負責人的期間，吉耶曼博士的日常生活作息都非常固定（事實上，他連助手都沒換過，和伯尼絲都共事四十多年了）。他每天早上六點半到七點左右自動醒來，沒有調鬧鐘。他從來都不是早餐愛好者，通常只吃一點東西：咖啡、一些烤麵包和果醬。他大約在上午八點到達實驗室，有時在中午左右吃一點午餐（不吃零食），下午五點下班回家。晚上七點與家人一起共進晚餐，小酌一杯。他在家裡儘可能只吃法國菜，他從未嚴格限制飲食，只是會堅持自己喜歡的新鮮優質食品。他在晚上十點左右就寢，然後在第二天重新開始。吉耶曼博士從不認為自己是運動員，但他自成年後幾乎每天都會去游泳或打網球，保持身體活躍。

儘管成就卓越，吉耶曼博士也經歷了科學家們不斷面臨的壓力，督促他們的實驗室要不斷取得進步，其實，他也一度考慮把實驗室關掉。他沒有減輕壓力的特殊技巧，只是靠著堅持不懈和固定的生活作息，以及和家人在一起，這是他一生中最棒的支持系統。

　　維持大腦最佳健康狀態不見得是終生的挑戰，特別是如果了解生理時鐘維持身心健康的核心作用之後，正如牙齒健康，關鍵就是日常的口腔衛生保健。不妨採用本書中概述的簡單習慣，來養成自身的晝夜節律。讓睡覺、進食和運動的時機，都可以及時配合身體基因、激素、和腦部化學物質的規律週期。事實上，每次聽到像吉耶曼博士這樣的人健康活到九十歲時，仔細觀察他們的生活方式就會發現，他們早已將晝夜節律的智慧融入日常生活當中了。

第13章 生理時鐘與完美的一天

　　我的生理時鐘完美日程是從前一天晚上設定的，我提早吃完晚飯（晚上七點左右），然後在十點半之前就寢。一早起床我會覺得休息夠了，精神充沛。早上八點左右，吃了一頓豐盛的早餐後，我會在外面散步一下，然後開車去上班。開車時我的腦海忙碌地運作著，等我到辦公室時，已經準備好開工了。我會在中午休息片刻，接著繼續工作，一直到下午五點。然後我會去做一些運動，再回家與家人共進晚餐。晚餐後再利用任務照明完成一些工作，或協助女兒做家庭作業。

　　如你所知，這些完美日程為我的身體健康設定了晝夜時鐘。但每天都是這麼規律度過嗎？當然不是。因為工作關係我經常需要旅行，不只在美國境內，也常飛往世界各地，有時我必須特別早起趕飛機、或和跨時區的同事進行遠距通訊會議。有時，也必須盯著電腦在截止期限前熬夜趕工。有時，我不得不招待同事或參加會議晚宴，吃飯時間比我希望的要晚得多，造成我的TRE延誤。

　　但是，我每天都會努力使生理時鐘儘可能正確。如果我不能運動，一定要堅持執行TRE。如果我太晚吃飯，還是會想辦法讓胃在下一頓飯前，至少休息12至13小時。如果我熬夜晚睡，第二天一定要運動。你應該大致明白了。我們追求完美，但有時也需要一些妥協調整。我知道健康掌握在自己手中，自己要儘可能多做正確的選擇，獲取最大的回報。

　　閱讀本書之後，我希望你稍微能了解自身的生理時鐘，也知道必要時進行些微的調整來加強它並不困難。在遵循書中的建議幾星期之後，回到第三章的測試，看看結果是否有所不同。追蹤最初蒐集的數據，檢視自己在養成新習慣方面的表現，會是很好的習慣。你的第一口和最後一口進食時間設定之後，其他一切都會自行運作，尤其是如果你可以保持固定進食模式或時間的話。晚上限制光照，尤其避免暴露在明亮燈光下，對於早睡和更長的睡眠時間有很大幫助。運動會讓你感到疲倦，同時也會改善大腦健康，我們知道，大多數維護大腦健康的運作都是在睡覺期間進行的。

　　如果你目前患有慢性疾病，請記住，逆轉病程或減輕病情嚴重性的最佳方法之一，就是調整好生理時鐘。我們開始看到許多人的例子，這些人一旦嘗試這些建議之後，會發現這是一種全新的健康生活方式。有些人甚至回報說，他們不再需要服藥。TRE在晝夜節律和增強健康方面所扮演的角色，不可低估。下表是幫助你和親人遵循限時進食的建議方案。

　　改善生理時鐘並不是萬靈丹，但同時，我希望你了解藥物也沒有神奇魔力。聽從醫生的指示，再配合你在本書學到的資訊，你將能改變自己，過更健康的生活。當然，我衷心希望你能辦到。

限時進食的好處

隨機進食模式	限時進食模式
肥胖症	減少脂肪量、增加肌肉質量
葡萄糖耐受不良、胰島素抗性	葡萄糖濃度正常
高膽固醇	膽固醇正常
心血管疾病	改善心肺功能、減少心律不整
發炎	減少發炎
脂肪肝病	健康肝臟
癌症風險增加	降低罹癌風險、改善治療效果
睡眠品質不佳	更好的睡眠品質
肌肉功能受損	耐力增強
有害的腸道微生物	健康的腸道微生物
排便不規律	定期排便
腎臟疾病	健康的腎臟功能
運動協調不良	更好的運動協調

後記和感謝

　　2015年6月，我受邀參加在帕羅奧圖（Palo Alto） Google校園舉行的跨學科科學會議（Science Foo Camp）。我一如往常發表晝夜節律與健康的關係，但是這次吸引到的聽眾，似乎不是平時講座中的博士生，反而是一些不具學術背景的普羅大眾。這些人有不同背景和興趣，想進一步了解晝夜節律的自然科學，也想知道現在可以採取哪些措施來改善自身的健康和工作效率。我這才意識到，雖然這個領域有許多知名科學家撰寫的學術書籍，卻沒有一本書可以將這門新科學傳播給更廣大的讀者，讓大家可以在日常生活中應用這些資訊。

　　會議的召集人和與會者之一琳達·史東（Linda Stone）一直不斷鼓勵我寫書。本書的提綱是與家人多次在餐桌上討論形成的。我的妻子史密塔（Smita）和女兒史妮哈（Sneha）會耐心聽我的科學解釋，並督促我做簡單的說明。我好奇心旺盛的母親偶爾來看我時，也會加入討論。家人對我長時間在實驗室工作和旅行的包容，以及恆久不變的支持，對我意義非凡。

　　我在2017年「近未來」（Near Future）研討會發表晝夜節律和健康議

題，瑪麗亞‧羅戴爾（Maria Rodale）聽了我的演講之後，邀請我為大眾寫一本有關晝夜節律的書，時機再完美不過了，我已經有自己也滿意的完整內容大綱。但是，當我開始著手寫這本書時，我才發現我必須學習以全新的方式來表達我的科學概念。帕姆‧利弗蘭德（Pam Liflander）成了我的救星，幫助我清楚、連貫地安排書中想法和觀點，以便各類讀者都能吸收簡單易懂的資訊。我在編輯羅戴爾（Rodale）、瑪麗莎‧維吉蘭特（Marisa Vigilante）、雪儂‧韋爾奇（Shannon Welch）、和丹妮爾‧柯帝士（Danielle Curtis）的協助下，使書稿更加完善，也確保讀者能夠獲得正確的參考書目。邁克‧奧康納（Michael O'Conner）鉅細靡遺地審閱了這份書稿，並提供出色的文字編修。最後，企鵝蘭登書屋（Penguin Random House）的愛麗絲‧戴蒙德（Alyse Diamond）讓新書專案抵達了終點線。

我在科學界的同事也提供很大的幫助。在我從事晝夜節律生物學第一階段的科學生涯，我的導師是斯克里普斯研究所的史蒂夫‧凱（Steve Kay）和諾華研究基金會基因體學研究所的約翰‧霍金奈許（John Hogenesch）。史蒂夫引領我進入晝夜節律生物學領域，並向我介紹該領域許多傑出的學者：我很榮幸認識傑佛瑞‧霍爾（Jeffrey C. Hall）、麥可‧羅斯巴希（Michael Rosbash）、和麥可‧楊恩（Michael W. Young），這三位諾貝爾生理學和醫學獎的得主，啟發並影響了我的研究。我還從蘇珊‧高登（Susan Golden）、阿米塔‧塞加爾（Amita Sehgal）、傑伊‧鄧拉普（Jay Dunlap）和近藤孝男（Takao Kondo）的基礎科學研究中汲取靈感。約翰‧霍金奈許扮演了催化的角色，促使我深入探索晝夜節律與人類健康的相關研究。在GNF期間，我與喬‧高橋（Joe Takahashi）、彼得‧舒爾茨（Peter Schultz）、羅斯‧范‧蓋爾德（Russ Van Gelder）、伊吉‧普羅旺西奧（Iggy Provencio）、和加勒特‧費茨傑羅（Garret Fitzgerald）的合作，帶來許多突破性的發展。這些合作關係還在持續當中，而史蒂夫和約翰都成了我一生的朋友。

我加入索爾克生物研究所之後，開啟了個人科學生涯的下一個階段。在這裡，科學卓越、共生能力，以及努力追求對世界影響深遠的基礎性突破，一直是我的研究驅動力。創始人喬納斯·索爾克博士（Jonas Salk）的研究特別具啟發意義，他發明的小兒麻痺疫苗證明了一個強大的訊息，也就是「預防勝於治療」。索爾克生物研究所堅定不移地支持我進行許多非傳統的實驗。我在這個單位的主要合作者和科研同事包括：羅恩·埃文斯（Ron Evans）、馬克·蒙米尼（Mark Montminy）、英德爾·韋爾馬（Inder Verma）、魯斯蒂·蓋奇（Rusty Gage）、馬丁·古爾丁（Martyn Goulding）、魯本·蕭（Reuben Shaw）、和喬·埃克（Joe Ecker），針對晝夜節律與新陳代謝、神經科學、表觀遺傳學、再生、炎症和癌症各方面，分別為我提供相關的協助。此外，凱西·瓊斯（Kathy Jones）和喬安·喬瑞（Joanne Chory）一直是新概念和新方向的源泉。

在索爾克生物研究所之外，我與新陳代謝和衰老領域的重量級學者瓦爾特·隆戈（Valter Longo）、馬克·馬特森（Mark Mattson）、連納德·瓜倫特（Leonard Guarente）、和約翰·奧韋克斯（Johan Auwerx）的合作和討論，共同將限時進食和晝夜節律科學與長壽科學相結合。

我也很幸運能與一群優秀的學生和受訓者一起工作。他們的埋頭苦幹和長時間的實驗室研究擾亂了自身的晝夜節律，才使本書提出的許多想法得以完成測試。特別要感謝耶普·勒（Hiep Le）、田中伸史（Nobushige Tanaka）、克里斯多佛·沃爾默斯（Christopher Vollmers）、服部惠（Megumi Hatori）、舒布羅茲·吉爾（Shubhroz Gill）、阿曼丁·夏克（Amandine Chaix）、阿米爾·紮哈帕爾（Amir Zarrinpar）、盧多維奇‧莫瑞（Ludovic Mure）、盧千諾‧迪塔基奧（Luciano DiTacchio）、平山雅（Masa Hirayama）、蓋伯里爾‧蘇利（Gabrielle Sulli）和艾蜜麗‧馬諾吉安（Emily Manoogian）。我和《經濟學人》（The Economist）的羅西‧布勞（Rosie Blau）和建築師弗雷德里克‧馬克斯（Frederick Marks）進行的無數討論，幫助我提出日常生活中採用晝夜節律照明的好方法。我也要感謝我的醫師朋友茱莉‧魏-沙茨（Julie Wei-Shatzel）、邁克‧賴特（C.Michael Wright）和潘蜜拉‧陶布（Pamela Taub），他們一直在指導患者執行限時進食計畫。

我還要感謝以下各單位提供的研究資金補助：美國國家衛生研究院、國防部、國土安全部、赫爾姆斯利慈善信託基金（Leona M. and Harry B. Helmsley Charitable Trust）、皮尤慈善信託基金（Pew Charitable Trusts）、美國年齡老化研究協會（American Federation for Aging Research）、葛蘭醫學研究基金會（Glenn Foundation for Medical Research）、美國糖尿病協會、世界癌症研究中心、布朗基金會（Joe W. and Dorothy Dorsett Brown Foundation）、查普曼慈善信託基金（H. A. and Mary K. Chapman Charitable Trust），以及歐文博士夫婦（Dr. and Mrs. Irwin）和瓊‧雅各斯（Joan Jacobs）。

最後，透過myCircadianClock.org網站和研究應用程式，許多人開始了解自身的晝夜節律狀況，並分享他們遵循書中知識之後所得到的改善。我感謝所有參與者，尤其是那些同意被本書提及的少數勇敢人士。

參考書目

前言

(1) F. Damiola et al., "Restricted Feeding Uncouples Circadian Oscillators in Peripheral Tissues from the Central Pacemaker in the Suprachiasmatic Nucleus," *Genes and Development* 14 (2000): 2950–61.

(2) K. A. Stokkan et al., "Entrainment of the Circadian Clock in the Liver by Feeding," *Science* 291 (2001) 490–93.

(3) M. P. St-Onge, et al., "Meal Timing and Frequency: Implications for Cardiovascular Disease Prevention: A Scientific Statement from the American Heart Association," *Circulation* 135, no. 9 (2017): e96–e121.

第一章

(1) D. Fischer et al., "Chronotypes in the US—Influence of Age and Sex," *PLoS ONE* 12 (2017): e0178782.

(2) T. Roenneberg et al., "Epidemiology of the Human Circadian Clock," *Sleep Medicine Reviews* 11, no. 6 (2007): 429–38.

(3) L. Kaufman, "Your Schedule Could Be Killing You," *Popular Science*, September/October 2017, https://www.popsci.com/your-schedule-could-be-killing-you.

(4) J. Li et al., "Parents' Nonstandard Work Schedules and Child Well-Being: A Critical Review of the Literature," *Journal of Primary Prevention* 35, no. 1 (2014): 53–73.

(5) D. L. Brown et al., "Rotating Night Shift Work and the Risk of Ischemic Stroke," *American Journal of Epidemiology* 169, no. 11 (2009): 1370–77.

(6) M. Conlon, N. Lightfoot, and N. Kreiger, "Rotating Shift Work and Risk of Prostate Cancer," *Epidemiology* 18, no. 1 (2007): 182–83.

(7) S. Davis, D. K. Mirick, and R. G. Stevens, "Night Shift Work, Light at Night, and Risk of Breast Cancer," *Journal of the National Cancer Institute* 93, no. 20 (2001): 1557–62.

(8) C. Hublin et al., "Shift-Work and Cardiovascular Disease: A Population-Based 22-Year Follow-Up Study," *European Journal of Epidemiology* 25, no. 5 (2010): 315–23.

(9) B. Karlsson, A. Knutsson, and B. Lindahl, "Is There an Association between Shift Work and Having a Metabolic Syndrome? Results from a Population Based Study of 27,485 people," *Occupational & Environmental Medicine* 58, no. 11 (2001): 747–52.

(10) T. A. Lahti et al., "Night-Time Work Predisposes to Non-Hodgkin Lymphoma," *International Journal of Cancer* 123, no. 9 (2008): 2148–51.

(11) S. P. Megdal et al., "Night Work and Breast Cancer Risk: A Systematic Review and Meta-Analysis," *European Journal of Cancer* 41, no. 13 (2005): 2023–32.

(12) F. A. Scheer et al., "Adverse Metabolic and Cardiovascular Consequences of Circadian Misalignment," *Proceedings of the National Academy of Sciences of the United States of America* 106, no. 11 (2009), 4453–58.

(13) E. S. Schernhammer et al., "Night-Shift Work and Risk of Colorectal Cancer in the Nurses' Health Study," *Journal of the National Cancer Institute* 95, no. 11 (2003): 825–28.

(14) E. S. Schernhammer et al., "Rotating Night Shifts and Risk of Breast Cancer in Women Participating in the Nurses' Health Study," *Journal of the National Cancer Institute* 93, no. 20 (2001): 1563–68.

(15) S. Sookoian et al., "Effects of Rotating Shift Work on Biomarkers of Metabolic Syndrome and Inflammation," *Journal of Internal Medicine* 261, no. 3 (2007): 285–92.

(16) A. N. Viswanathan, S. E. Hankinson, and E. S. Schernhammer, "Night Shift Work and the Risk of Endometrial Cancer," *Cancer Research* 67 no. 21 (2007): 10618–22.

(17) E. S. Soteriades et al., "Obesity and Cardiovascular Disease Risk Factors in Firefighters: A Prospective Cohort Study," *Obesity Research* 13, no. 10 (2005): 1756–63.

(18) E. S. Soteriades et al., "Cardiovascular Disease in US Firefighters: A Systematic Review," *Cardiology in Review* 19, no. 4 (2011): 202–15.

(19) K. Straif et al., "Carcinogenicity of Shift-Work, Painting, and Fire-Fighting," *Lancet Oncology* 8, no. 12 (2007): 1065–66.

(20) International Air Transport Association, "New Year's Day 2014 Marks 100 Years of Commercial Aviation," press release, http://www.iata.org/pressroom/pr/Pages/2013-12-30-01.aspx.

(21) J.-J. de Mairan, "Observation Botanique," *Histoire de l'Academie Royale des Sciences* (1729): 35–36.

(22) J. Aschoff, "Exogenous and endogenous components in circadian rhythms." *Cold Spring Harbor Symposia on Quantitative Biology* 25 (1960): 11–28.

(23) J. Aschoff and R. Wever, "Spontanperiodik des Menschen bei Ausschluß aller Zeitgeber," *Naturwissenschaften* 49, no. 15 (1962): 337–42.

(24) C. J. Morris, D. Aeschbach, and F. A. Scheer, "Circadian System, Sleep, and Endocrinology," *Molecular and Cellular Endocrinology* 349, no. 1 (2012): 91–104.

(25) R. N. Carmody and R. W. Wrangham, "The Energetic Significance of Cooking," *Journal of Human Evolution* 57, no. 4 (2009): 379–91.

(26) R. N. Carmody, G. S. Weintraub, and R. W. Wrangham, "Energetic Consequences of Thermal and Nonthermal Food Processing," *Proceedings of the National Academy of Sciences of the United States of America* 108, no. 48 (2011): 19199–203.

(27) P. W. Wiessner, "Embers of Society: Firelight Talk among the Ju/'hoansi Bushmen," *Proceedings of the National Academy of Sciences of the United States of America* 111, no. 39 (2014): 14027–35.

(28) R. Fouquet and P. J. G. Pearson, "Seven Centuries of Energy Services: The Price and Use of Light in the United Kingdom (1300–2000)," *Energy Journal* 27, no. 1 (2006): 139–77.

(29) G. Yetish et al., "Natural Sleep and Its Seasonal Variations in Three Pre-Industrial Societies," *Current Biology* 25, no. 21 (2015): 2862–68.

(30) H. O. de la Iglesia et al., "Ancestral Sleep," *Current Biology* 26, no. 7 (2016): R271–72.

(31) H. O. de la Iglesia et al., "Access to Electric Light Is Associated with Shorter Sleep Duration in a Traditionally Hunter-Gatherer Community," *Journal of Biological Rhythms*

30, no. 4 (2015): 342–50.

(32) R. G. Foster et al., "Circadian Photoreception in the Retinally Degenerate Mouse (rd/rd)," *Journal of Comparative Physiology* A 169, no. 1 (1991): 39–50.

(33) M. S. Freeman et al., "Regulation of Mammalian Circadian Behavior by Non-Rod, Non-Cone, Ocular Photoreceptors," *Science* 284, no. 5413 (1999): 502–4.

(34) R. J. Lucas et al., "Regulation of the Mammalian Pineal by Non-Rod, Non-Cone, Ocular Photoreceptors," *Science* 284, no. 5413 (1999): 505–7.

(35) S. Panda et al., "Melanopsin (Opn4) Requirement for Normal Light-Induced Circadian Phase Shifting," *Science* 298, no. 5601 (2002): 2213–16.

(36) N. F. Ruby et al., "Role of Melanopsin in Circadian Responses to Light," Science 298, no. 5601 (2002): 2211–13.

(37) S. Hattar et al., "Melanopsin-Containing Retinal Ganglion Cells: Architecture, Projections, and Intrinsic Photosensitivity," *Science* 295, no. 5557 (2002): 1065–70.

(38) D. M. Berson, F. A. Dunn, and M. Takao, "Phototransduction by Retinal Ganglion Cells That Set the Circadian Clock," *Science* 295, no. 5557 (2002): 1070–73.

(39) I. Provencio et al., "Melanopsin: An Opsin in Melanophores, Brain, and Eye," *Proceedings of the National Academy of Sciences of the United States of America* 95, no. 1 (1998): 340–45.

第二章

(1) R. J. Konopka and S. Benzer, "Clock Mutants of *Drosophila melanogaster*," *Proceedings of the National Academy of Sciences of the United States of America* 68, no. 9 (1971): 2112–16.

(2) S. Panda et al., "Coordinated Transcription of Key Pathways in the Mouse by the Circadian Clock," Cell 109, no. 3 (2002): 307–20.

(3) D. K. Welsh, J. S. Takahashi, and S. A. Kay, "Suprachiasmatic Nucleus: Cell Autonomy and Network Properties," Annual Review of Physiology 72 (2010): 551–77.

(4) R. E. Fargason et al., "Correcting Delayed Circadian Phase with Bright Light Therapy Predicts Improvement in ADHD Symptoms: A Pilot Study," *Journal of Psychiatric Research* 91 (2017): 105–10.

(5) T. Roenneberg et al., "Epidemiology of the Human Circadian Clock," *Sleep Medicine Reviews* 11, no. 6 (2007): 429–38.

(6) K. L. Toh et al., "An hPer2 Phosphorylation Site Mutation in Familial Advanced Sleep Phase Syndrome," *Science* 291, no. 5506 (2001): 1040–43.

(7) Y. He et al., "The Transcriptional Repressor DEC2 Regulates Sleep Length in Mammals," *Science* 325, no. 5942 (2009): 866–70.

(8) K. P. Wright, Jr. et al., "Entrainment of the Human Circadian Clock to the Natural Light-Dark Cycle," *Current Biology* 23, no. 16 (2013): 1554–58.

(9) C. Vollmers et al., "Time of Feeding and the Intrinsic Circadian Clock Drive Rhythms in Hepatic Gene Expression," *Proceedings of the National Academy of Sciences of the*

United States of America 106, no. 50 (2009): 21453–58.

(10) D. M. Edgar et al., "Influence of Running Wheel Activity on Free-Running Sleep/Wake and Drinking Circadian Rhythms in Mice," *Physiology & Behavior* 50, no. 2 (1991): 373–78.

(11) S. Brand et al., "High Exercise Levels Are Related to Favorable Sleep Patterns and Psychological Functioning in Adolescents: A Comparison of Athletes and Controls," *Journal of Adolescent Health* 46, no. 2 (2010): 133–41.

(12) K. J. Reid et al., "Aerobic Exercise Improves Self-Reported Sleep and Quality of Life in Older Adults with Insomnia," *Sleep Medicine* 11, no. 9 (2010): 934–40.

(13) S. S. Tworoger et al., "Effects of a Yearlong Moderate-Intensity Exercise and a Stretching Intervention on Sleep Quality in Postmenopausal Women," *Sleep* 26, no. 7 (2003): 830–36.

(14) E. J. van Someren et al., "Long-Term Fitness Training Improves the Circadian Rest-Activity Rhythm in Healthy Elderly Males," *Journal of Biological Rhythms* 12, no. 2 (1997): 146–56.

第三章

(1) F. C. Bell and M. L. Miller, "Life Tables for the United States Social Security Area 1900–2100," Social Security Administration, https://www.ssa.gov/oact/NOTES/as120/LifeTables_Body.html.

(2) C. R. Marinac et al., "Prolonged Nightly Fasting and Breast Cancer Prognosis," *JAMA Oncology* 2, no. 8 (2016): 1049–55.

(3) A. J. Davidson et al., "Chronic Jet-Lag Increases Mortality in Aged Mice," *Current Biology* 16, no. 21 (2006): R914–16.

(4) D. C. Mohren et al., "Prevalence of Common Infections Among Employees in Different Work Schedules," *Journal of Occupational and Environmental Medicine* 44, no. 11 (2002): 1003–11.

(5) N. J. Schork, "Personalized Medicine: Time for One-Person Trials," *Nature* 520, no. 7549 (2015): 609–11.

(6) B. J. Hahm et al., "Bedtime Misalignment and Progression of Breast Cancer," *Chronobiology International* 31, no. 2 (2014): 214–21.

(7) E. L. McGlinchey et al., "The Effect of Sleep Deprivation on Vocal Expression of Emotion in Adolescents and Adults," *Sleep* 34, no. 9 (2011): 1233–41.

(8) S. J. Wilson et al., "Shortened Sleep Fuels Inflammatory Responses to Marital Conflict: Emotion Regulation Matters," *Psychoneuroendocrinology* 79 (2017): 74–83.

(9) S. Gill and S. Panda, "A Smartphone App Reveals Erratic Diurnal Eating Patterns in Humans That Can Be Modulated for Health Benefits," *Cell Metabolism* 22, no. 5 (2015): 789–98.

(10) Ibid.

(11) N. J. Gupta, V. Kumar, and S. Panda, "A Camera-Phone Based Study Reveals Erratic

Eating Pattern and Disrupted Daily Eating-Fasting Cycle among Adults in India," *PLoS ONE* 12, no. 3 (2017): e0172852.

(12) M. Ohayon et al., "National Sleep Foundation's Sleep Quality Recommendations: First Report," *Sleep Health* 3, no. 1 (2017): 6–19.

(13) M. Hirshkowitz et al., "National Sleep Foundation's Sleep Time Duration Recommendations: Methodology and Results Summary," *Sleep Health* 1, no. 1 (2015): 40–43.

(14) M. Hirshkowitz et al., "National Sleep Foundation's Updated Sleep Duration Recommendations: Final Report," *Sleep Health* 1, no. 4 (2015): 233–43.

第四章

(1) M. Hirshkowitz et al., "National Sleep Foundation's Sleep Time Duration Recommendations: Methodology and Results Summary," *Sleep Health* 1, no. 1 (2015): 40–43.

(2) M. Hirshkowitz et al., "National Sleep Foundation's Updated Sleep Duration Recommendations: Final Report," *Sleep Health* 1, no. 4 (2015): 233–43.

(3) D. F. Kripke et al., "Mortality Associated with Sleep Duration and Insomnia," *Archives of General Psychiatry* 59, no. 2 (2002): 131–36.

(4) G. Yetish et al., "Natural Sleep and Its Seasonal Variations in Three Pre-Industrial Societies," *Current Biology* 25, no. 21 (2015): 2862–68.

(5) H. O. de la Iglesia et al., "Access to Electric Light Is Associated with Shorter Sleep Duration in a Traditionally Hunter-Gatherer Community," *Journal of Biological Rhythms* 30, no. 4 (2015): 342–50.

(6) A. M. Williamson and A. M. Feyer, "Moderate Sleep Deprivation Produces Impairments in Cognitive and Motor Performance Equivalent to Legally Prescribed Levels of Alcohol Intoxication," *Occupational & Environmental Medicine* 57, no. 10 (2000): 649–55.

(7) H. P. van Dongen et al., "The Cumulative Cost of Additional Wakefulness: Dose-Response Effects on Neurobehavioral Functions and *Sleep* Physiology from Chronic Sleep Restriction and Total Sleep Deprivation," *Sleep* 26, no. 2 (2003): 117–26.

(8) R. E. Fargason et al., "Correcting Delayed Circadian Phase with Bright Light Therapy Predicts Improvement in ADHD Symptoms: A Pilot Study," *Journal of Psychiatric Research* 91 (2017): 105–10.

(9) N. Kronfeld-Schor and H. Einat, "Circadian Rhythms and Depression: Human Psychopathology and Animal Models," *Neuropharmacology* 62, no. 1 (2012): 101–14.

(10) M. E. Coles, J. R. Schubert, and J. A. Nota, "Sleep, Circadian Rhythms, and Anxious Traits," *Current Psychiatry Reports* 17, no. 9 (2015): 73.

(11) S. E. Anderson et al., "Self-Regulation and Household Routines at Age Three and Obesity at Age Eleven: Longitudinal Analysis of the UK Millennium Cohort Study," *International Journal of Obesity* 41, no. 10 (2017): 1459–66.

(12) A. W. McHill et al., "Impact of Circadian Misalignment on Energy Metabolism during

Simulated Nightshift Work," *Proceedings of the National Academy of Sciences of the United States of America* 111, no. 48 (2014): 17302–7.

(13) B. Martin, M. P. Mattson, and S. Maudsley, "Caloric Restriction and Intermittent Fasting: Two Potential Diets for Successful Brain Aging," *Ageing Research Reviews* 5, no. 3 (2006): 332–53.

(14) S. Gill and S. Panda, "A Smartphone App Reveals Erratic Diurnal Eating Patterns in Humans That Can Be Modulated for Health Benefits," *Cell Metabolism* 22, no. 5 (2015): 789–98.

(15) S. J. Crowley and C. I. Eastman, "Human Adolescent Phase Response Curves to Bright White Light," *Journal of Biological Rhythms* 32, no. 4 (2017): 334–44.

(16) J. A. Evans et al., "Dim Nighttime Illumination Alters Photoperiodic Responses of Hamsters through the Intergeniculate Leaflet and Other Photic Pathways," *Neuroscience* 202 (2012): 300–308.

(17) L. S. Gaspar et al., "Obstructive Sleep Apnea and Hallmarks of Aging," *Trends in Molecular Medicine* 23, no. 8 (2017): 675–92.

(18) E. Ferracioli-Oda, A. Qawasmi, and M. H. Bloch, "Meta-Analysis: Melatonin for the Treatment of Primary Sleep Disorders," *PLoS ONE* 8, no. 5 (2013): e63773.

第五章

(1) C. M. McCay and M. F. Crowell, "Prolonging the Life Span," *Scientific Monthly* 39, no. 5 (1934): 405–14.

(2) S. K. Das, P. Balasubramanian, and Y. K. Weerasekara, "Nutrition Modulation of Human Aging: The Calorie Restriction Paradigm," *Molecular and Cellular Endocrinology* 455 (2017): 148–57.

(3) A. Kohsaka et al., "High-Fat Diet Disrupts Behavioral and Molecular Circadian Rhythms in Mice," *Cell Metabolism* 6, no. 5 (2007): 414–21.

(4) M. Hatori et al., "Time-Restricted Feeding without Reducing Caloric Intake Prevents Metabolic Diseases in Mice Fed a High-Fat Diet," *Cell Metabolism* 15, no. 6 (2012): 848–60.

(5) A. Chaix et al., "Time-Restricted Feeding Is a Preventative and Therapeutic Intervention against Diverse Nutritional Challenges," *Cell Metabolism* 20, no. 6 (2014): 991–1005.

(6) A. Zarrinpar et al., "Diet and Feeding Pattern Affect the Diurnal Dynamics of the Gut Microbiome," *Cell Metabolism* 20, no. 6 (2014): 1006–17.

(7) V. A. Acosta-Rodriguez et al., "Mice under Caloric Restriction Self-Impose a Temporal Restriction of Food Intake as Revealed by an Automated Feeder System," *Cell Metabolism* 26, no. 1 (2017): 267–77.e2.

(8) M. Garaulet et al., "Timing of Food Intake Predicts Weight Loss Effectiveness," *International Journal of Obesity* 37, no. 4 (2013): 604–11.

(9) S. Gill and S. Panda, "A Smartphone App Reveals Erratic Diurnal Eating Patterns in Humans That Can Be Modulated for Health Benefits," *Cell Metabolism* 22, no. 5 (2015):

789–98.

(10) T. Moro et al., "Effects of Eight Weeks of Time-Restricted Feeding (16/8) on Basal Metabolism, Maximal Strength, Body Composition, Inflammation, and Cardiovascular Risk Factors in Resistance-Trained Males," *Journal of Translational Medicine* 14 (2016): 290.

(11) J. Rothschild et al., "Time-Restricted Feeding and Risk of Metabolic Disease: A Review of Human and Animal Studies," *Nutrition Reviews* 72, no. 5 (2014): 308–18.

(12) T. Ruiz-Lozano et al., "Timing of Food Intake Is Associated with Weight Loss Evolution in Severe Obese Patients after Bariatric Surgery," *Clinical Nutrition* 35, no. 6 (2016): 1308–14.

(13) A. W. McHill et al., "Later Circadian Timing of Food Intake Is Associated with Increased Body Fat," *American Journal of Clinical Nutrition* 106, no. 6 (2017): 1213–19.

(14) National Institute of Diabetes and Digestive and Kidney Diseases, "Digestive Diseases Statistics for the United States," https://www.niddk.nih.gov/health-information/health-statistics/digestive-diseases.

(15) McHill, "Later Circadian Timing."

(16) J. Suez et al., "Artificial Sweeteners Induce Glucose Intolerance by Altering the Gut Microbiota," *Nature* 514, no. 7521 (2014): 181–86.

第六章

(1) J. S. Durmer and D. F. Dinges, "Neurocognitive Consequences of Sleep Deprivation," *Seminars in Neurology* 25, no. 1 (2005): 117–29.

(2) S. M. Greer, A. N. Goldstein, and M. P. Walker, "The Impact of Sleep Deprivation on Food Desire in the Human Brain," Nature Communications 4 (2013): article no. 2259.

(3) R. Stickgold, "Sleep-Dependent Memory Consolidation," *Nature* 437, no. 7063 (2005): 1272–78.

(4) T. A. LeGates et al., "Aberrant Light Directly Impairs Mood and Learning through Melanopsin-Expressing Neurons," *Nature* 491, no. 7425 (2012): 594–98.

(5) M. Boubekri, et al., "Impact of Windows and Daylight Exposure on Overall Health and Sleep Quality of Office Workers: A Case-Control Pilot Study," *Journal of Clinical Sleep Medicine* 10, no. 6 (2014): 603–11.

(6) P. Meerlo, A. Sgoifo, and D. Suchecki, "Restricted and Disrupted Sleep: Effects on Autonomic Function, Neuroendocrine Stress Systems and Stress Responsivity," *Sleep Medicine Reviews* 12, no. 3 (2008): 197–210.

(7) J. A. Foster and K. A. McVey Neufeld, "Gut-Brain Axis: How the Microbiome Influences Anxiety and Depression," *Trends in Neurosciences* 36, no. 5 (2013): 305–12.

(8) S. J. Kentish and A. J. Page, "Plasticity of Gastro-Intestinal Vagal Afferent Endings," *Physiology & Behavior* 136 (2014): 170–78.

(9) L. A. Reyner et al., " 'Post-Lunch' Sleepiness During Prolonged, Monotonous Driving—Effects of Meal Size," *Physiology & Behavior* 105, no. 4 (2012): 1088–91.

(10) M. S. Ganio, et al., "Mild Dehydration Impairs Cognitive Performance and Mood of Men," *British Journal of Nutrition* 106, no. 10 (2011): 1535–43.

(11) T. Partonen and J. Lönnqvist, "Bright Light Improves Vitality and Alleviates Distress in Healthy People," *Journal of Affective Disorders* 57, no. 1–3 (2000): 55–61.

(12) D. H. Avery et al., "Bright Light Therapy of Subsyndromal Seasonal Affective Disorder in the Workplace: Morning vs. Afternoon Exposure," *Acta Psychiatrica Scandinavica* 103, no. 4 (2001): 267–74.

(13) C. Cajochen et al., "Evening Exposure to a Light-Emitting Diodes (LED)-Backlit Computer Screen Affects Circadian Physiology and Cognitive Performance," *Journal of Applied Physioliology* 110, no. 5 (2011): 1432–38.

(14) A. M. Chang et al., "Evening Use of Light-Emitting eReaders Negatively Affects Sleep, Circadian Timing, and Next-Morning Alertness," *Proceedings of the National Academy of Sciences of the United States of America* 112, no. 4 (2015): 1232–37.

(15) M. P. Mattson and R. Wan, "Beneficial Effects of Intermittent Fasting and Caloric Restriction on the Cardiovascular and Cerebrovascular Systems," *Journal of Nutritional Biochemistry* 16, no. 3 (2005): 129–37.

(16) R. K. Dishman et al., "Neurobiology of Exercise," *Obesity* 14, no. 3 (2006): 345–56.

(17) E. Guallar, "Coffee Gets a Clean Bill of Health," *BMJ* 359 (2017): j5356.

(18) R. Poole et al., "Coffee Consumption and Health: Umbrella Review of Meta-Analyses of Multiple Health Outcomes," *BMJ* 359 (2017): j5024.

(19) I. Clark and H. P. Landolt, "Coffee, Caffeine, and Sleep: A Systematic Review of Epidemiological Studies and Randomized Controlled Trials," *Sleep Medicine Reviews* 31 (2017): 70–78.

(20) J. Shearer and T. E. Graham, "Performance Effects and Metabolic Consequences of Caffeine and Caffeinated Energy Drink Consumption on Glucose Disposal," *Nutrition Reviews* 72, Suppl. 1 (2014): 121–36.

(21) T. M. Burke et al., "Effects of Caffeine on the Human Circadian Clock In Vivo and In Vitro," *Science Translational Medicine* 7, no. 35 (2015): 305ra146.

(22) S. Grossman, "These Are the Most Popular Starbucks Drinks Across the U.S.," *Time*, July 1, 2014.

(23) H. P. van Dongen and D. F. Dinges, "Sleep, Circadian Rhythms, and Psychomotor Vigilance," *Clinics in Sports Medicine* 24, no. 2 (2005): 237–49.

(24) B. L. Smarr, "Digital Sleep Logs Reveal Potential Impacts of Modern Temporal Structure on Class Performance in Different Chronotypes," *Journal of Biological Rhythms* 30, no. 1 (2015): 61–67.

(25) K. Wahlstrom, "Changing Times: Findings from the First Longitudinal Study of Later High School Start Times," *National Association of Secondary School Principals Bulletin* 86, no. 633 (2002): 3–21.

(26) J. Boergers, C. J. Gable, and J. A. Owens, "Later School Start Time Is Associated with Improved Sleep and Daytime Functioning in Adolescents," Journal of Developmental and Behavioral Pediatrics 35, no. 1 (2014): 11–17.

(27) J. A. Owens, K. Belon, and P. Moss, "Impact of Delaying School Start Time on

Adolescent Sleep, Mood, and Behavior," *Archives of Pediatric & Adolescent Medicine* 164, no. 7 (2010): 608–14.

第七章

(1) M. S. Tremblay et al., "Physiological and Health Implications of a Sedentary Lifestyle," *Applied Physiology, Nutrition, and Metabolism* 35, no. 6 (2010): 725–40.

(2) T. Althoff et al., "Large-Scale Physical Activity Data Reveal Worldwide Activity Inequality," *Nature* 547, no. 7663 (2017): 336–39.

(3) D. R. Bassett, P. L. Schneider, and G. E. Huntington, "Physical Activity in an Old Order Amish Community," *Medicine and Science in Sports and Exercise* 36, no. 1 (2004): 79–85.

(4) H. O. de la Iglesia et al., "Access to Electric Light Is Associated with Shorter Sleep Duration in a Traditionally Hunter-Gatherer Community," *Journal of Biological Rhythms* 30, no. 4 (2015): 342–50.

(5) T. Kubota et al., "Interleukin-15 and Interleukin-2 Enhance Non-REM Sleep in Rabbits," *American Journal of Physiology: Regulatory Integrative and Comparative Physiology* 281, no. 3 (2001): R1004–12.

(6) Y. Li et al., "Association of Serum Irisin Concentrations with the Presence and Severity of Obstructive Sleep Apnea Syndrome," *Journal of Clinical Laboratory Analysis* 31, no. 5 (2016): e22077.

(7) K. M. Awad et al., "Exercise Is Associated with a Reduced Incidence of Sleep-Disordered Breathing," American Journal of Medicine 125, no. 5 (2012): 485–90.

(8) J. C. Ehlen et al., "Bmal1 Function in Skeletal Muscle Regulates Sleep," *eLife* 6 (2017): e26557.

(9) E. Steidle-Kloc et al., "Does Exercise Training Impact Clock Genes in Patients with Coronary Artery Disease and Type 2 Diabetes Mellitus?" *European Journal of Preventive Cardiology* 23, no. 13 (2016): 1375–82.

(10) N. Yang, and Q. J. Meng, "Circadian Clocks in Articular Cartilage and Bone: A Compass in the Sea of Matrices," *Journal of Biological Rhythms* 31, no. 5 (2016): 415–27.

(11) E. A. Schroder et al., "Intrinsic Muscle Clock Is Necessary for Musculoskeletal Health," *Journal of Physiology* 593, no. 24 (2015): 5387–404.

(12) S. Aoyama and S. Shibata, "The Role of Circadian Rhythms in Muscular and Osseous Physiology and Their Regulation by Nutrition and Exercise," *Frontiers in Neuroscience* 11 (2017): article no. 63.

(13) E. Woldt et al., "Rev-erb-α Modulates Skeletal Muscle Oxidative Capacity by Regulating Mitochondrial Biogenesis and Autophagy," *Nature Medicine* 19, no. 8 (2013): 1039–46.

(14) H. van Praag et al., "Running Enhances Neurogenesis, Learning, and Long-Term Potentiation in Mice," *Proceedings of the National Academy of Sciences of the United States of America* 96, no. 23 (1999): 13427–31.

(15) J. L. Yang et al., "BDNF and Exercise Enhance Neuronal DNA Repair by Stimulating CREB-Mediated Production of Apurinic/Apyrimidinic Endonuclease 1," *NeuroMolecular Medicine* 16, no. 1 (2014): 161–74.

(16) S. M. Nigam et al., "Exercise and BDNF Reduce Aβ Production by Enhancing A-Secretase Processing of APP," *Journal of Neurochemistry* 142, no. 2 (2017): 286–96.

(17) W. D. van Marken Lichtenbelt et al., "Cold-Activated Brown Adipose Tissue in Healthy Men," *New England Journal of Medicine* 360, no. 15 (2009): 1500–1508.

(18) V. Ouellet et al., "Brown Adipose Tissue Oxidative Metabolism Contributes to Energy Expenditure During Acute Cold Exposure in Humans," *Journal of Clinical Investigation* 122, no. 2 (2012): 545–52.

(19) E. Thun et al., "Sleep, Circadian Rhythms, and Athletic Performance," *Sleep Medicine Reviews* 23 (2015): 1–9.

(20) E. Facer-Childs and R. Brandstaetter, "The Impact of Circadian Phenotype and Time Since Awakening on Diurnal Performance in Athletes," *Current Biology* 25, no. 4 (2015): 518–22.

(21) R. S. Smith, C. Guilleminault, and B. Efron, "Circadian Rhythms and Enhanced Athletic Performance in the National Football League," *Sleep* 20, no. 5 (1997): 362–65.

(22) N. A. King, V. J. Burley, and J. E. Blundell, "Exercise-Induced Suppression of Appetite: Effects on Food Intake and Implications for Energy Balance," *European Journal of Clinical Nutrition* 48, no. 10 (1994): 715–24.

(23) E. A. Richter and M. Hargreaves, "Exercise, GLUT4, and Skeletal Muscle Glucose Uptake," *Physiological Reviews* 93, no. 3 (2013): 993–1017.

(24) E. van Cauter et al., "Nocturnal Decrease in Glucose Tolerance during Constant Glucose Infusion," *Journal of Clinical Endocrinology and Metabolism* 69, no. 3 (189): 604–11.

(25) J. Sturis et al., "24-Hour Glucose Profiles during Continuous or Oscillatory Insulin Infusion: Demonstration of the Functional Significance of Ultradian Insulin Oscillations," *Journal of Clinical Investigation* 95, no. 4 (1995): 1464–71.

(26) H. H. Fullagar et al., "Sleep and Athletic Performance: The Effects of Sleep Loss on Exercise Performance, and Physiological and Cognitive Responses to Exercise," *Sports Medicine* 45, no. 2 (2015): 161–86.

(27) A. Chaix et al., "Time-Restricted Feeding Is a Preventative and Therapeutic Intervention against Diverse Nutritional Challenges," *Cell Metabolism* 20, no. 6 (2014): 991–1005.

(28) T. Moro et al., "Effects of Eight Weeks of Time-Restricted Feeding (16/8) on Basal Metabolism, Maximal Strength, Body Composition, Inflammation, and Cardiovascular Risk Factors in Resistance-Trained Males," *Journal of Translational Medicine* 14 (2016): article no. 290.

(29) P. Puchalska and P. A. Crawford, "Multi-Dimensional Roles of Ketone Bodies in Fuel Metabolism, Signaling, and Therapeutics," *Cell Metabolism* 25, no. 2 (2017): 262–84.

(30) King, Burley, and Blundell, "Exercise-Induced Suppression."

第八章

(1) R. M. Lunn et al., "Health Consequences of Electric Lighting Practices in the Modern World: A Report on the National Toxicology Program's Workshop on Shift Work at Night, Artificial Light at Night, and Circadian Disruption," *Science of Total Environment* 607–8 (2017): 1073–84.

(2) C. A. Czeisler et al., "Bright Light Induction of Strong (Type 0) Resetting of the Human Circadian Pacemaker," *Science* 244, no. 4910 (1989): 1328–33.

(3) J. Xu et al., "Altered Activity-Rest Patterns in Mice with a Human Autosomal-Dominant Nocturnal Frontal Lobe Epilepsy Mutation in the β2 Nicotinic Receptor," Molecular Psychiatry 16, no. 10 (2011): 1048–61.

(4) L. A. Kirkby and M. B. Feller, "Intrinsically Photosensitive Ganglion Cells Contribute to Plasticity in Retinal Wave Circuits," *Proceedings of the National Academy of Sciences of the United States of America* 110, no. 29 (2013): 12090–95.

(5) J. M. Renna, S. Weng, and D. M. Berson, "Light Acts through Melanopsin to Alter Retinal Waves and Segregation of Retinogeniculate Afferents," *Nature Neuroscience* 14, no. 7 (2011): 827–29.

(6) J. Parent, W. Sanders, and R. Forehand, "Youth Screen Time and Behavioral Health Problems: The Role of Sleep Duration and Disturbances," Journal of Developmental and Behavioral Pediatrics 37, no. 4 (2016): 277–84.

(7) *The Nielsen Total Audience Report*: Q2 2017, http://www.nielsen.com/us/en/insights/reports/2017/the-nielsen-total-audience-q2-2017.html.

(8) I. Provencio et al., "Melanopsin: An Opsin in Melanophores, Brain, and Eye," *Proceedings of the National Academy of Sciences of the United States of America* 95, no. 1 (1998): 340–45.

(9) P. A. Good, R. H. Taylor, and M. J. Mortimer, "The use of tinted glasses in childhood migraine." *Headache* 31 (1991): 533–536.

(10) S. Vásquez-Ruiz et al., "A Light/Dark Cycle in the NICU Accelerates Body Weight Gain and Shortens Time to Discharge in Preterm Infants," *Early Human Development* 90, no. 9 (2014): 535–40.

(11) P. A. Regidor et al., "Identification and Prediction of the Fertile Window with a New Web-Based Medical Device Using a Vaginal Biosensor for Measuring the Circadian and Circamensual Core Body Temperature," *Gynecological Endocrinology* 34, no. 3 (2018): 256–60.

(12) X. Li et al., "Digital Health: Tracking Physiomes and Activity Using Wearable Biosensors Reveals Useful Health-Related Information," *PLoS Biology* 15, no. 1 (2017): e2001402.

(13) C. Skarke et al., "A Pilot Characterization of the Human Chronobiome," *Scientific Reports* 7 (2017): article no. 17141.

(14) D. Zeevi et al., "Personalized Nutrition by Prediction of Glycemic Responses," *Cell* 163, no. 5 (2015): 1079–94.

第九章

(1) J. G. Moore, "Circadian Dynamics of Gastric Acid Secretion and Pharmacodynamics of H2 Receptor Blockade," *Annals of the New York Academy of Sciences* 618 (1991): 150–58.

(2) K. Spiegel et al., "Brief Communication: Sleep Curtailment in Healthy Young Men Is Associated with Decreased Leptin Levels, Elevated Ghrelin Levels, and Increased Hunger and Appetite," *Annals of Internal Medicine* 141, no. 11 (2004): 846–50.

(3) S. Taheri et al., "Short Sleep Duration Is Associated with Reduced Leptin, Elevated Ghrelin, and Increased Body Mass Index," *PLoS Medicine* 1, no. 3 (2004): e62.

(4) J. Bradwejn, D. Koszycki, and G. Meterissian, Cholecystokinin-tetrapeptide Induces Panic Attacks in Patients with Panic Disorder. *Can J Psychiatry* 35 (1990): 83–85.

(5) L. M. Ubaldo-Reyes, R. M. Buijs, C. Escobar, and M. Angeles-Castellanos, "Scheduled Meal Accelerates Entrainment to a 6-H Phase Advance by Shifting Central and Peripheral Oscillations in Rats," *European Journal of Neuroscience* 46, no. 3 (2017): 1875–86.

(6) C. A. Thaiss et al., "Transkingdom Control of Microbiota Diurnal Oscillations Promotes Metabolic Homeostasis," *Cell* 159, no. 3 (2014): 514–29.

(7) P. J. Turnbaugh et al., "Diet-Induced Obesity is Linked to Marked but Reversible Alterations in the Mouse Distal Gut Microbiome," *Cell Host & Microbe* 3, no. 4 (2008): 213–23.

(8) Thaiss, "Transkingdom Control of Microbiota Diurnal Oscillations."

(9) A. Zarrinpar et al., "Diet and Feeding Pattern Affect the Diurnal Dynamics of the Gut Microbiome," *Cell Metabolism* 20, no. 6 (2014): 1006–17.

(10) J. A. Foster and K. A. McVey Neufeld, "Gut-Brain Axis: How the Microbiome Influences Anxiety and Depression," *Trends in Neurosciences* 36, no. 5 (2013): 305–12.

(11) D. Hranilovic et al., "Hyperserotonemia in Adults with Autistic Disorder," *Journal of Autism and Developmental Disorders* 37, no. 10 (2007): 1934–40.

(12) D. F. MacFabe et al., "Effects of the Enteric Bacterial Metabolic Product Propionic Acid on Object-Directed Behavior, Social Behavior, Cognition, and Neuroinflammation in Adolescent Rats: Relevance to Autism Spectrum Disorder," *Behavioural Brain Research* 217, no. 1 (2011): 47–54.

(13) B. Chassaing et al., "Dietary Emulsifiers Impact the Mouse Gut Microbiota Promoting Colitis and Metabolic Syndrome," *Nature* 519, no. 7541 (2015): 92–96.

(14) B. Chassaing et al., "Dietary Emulsifiers Directly Alter Human Microbiota Composition and Gene Expression Ex Vivo Potentiating Intestinal Inflammation," *Gut* 66, no. 8 (2017): 1414–27.

(15) M. S. Desai et al., "A Dietary Fiber–Deprived Gut Microbiota Degrades the Colonic Mucus Barrier and Enhances Pathogen Susceptibility," *Cell* 167, no. 5 (2016): 1339–53.

(16) K. Segawa et al., "Peptic Ulcer Is Prevalent among Shift Workers," *Digestive Diseases and Sciences* 32, no. 5 (1987): 449–53.

(17) R. Shaker et al., "Nighttime Heartburn Is an Under-Appreciated Clinical Problem That Impacts Sleep and Daytime Function: The Results of a Gallup Survey Conducted

on Behalf of the American Gastroenterological Association," *American Journal of Gastroenterology* 98, no. 7 (2003): 1487–93.

(18) J. Leonard, J. K. Marshall, and P. Moayyedi, "Systematic Review of the Risk of Enteric Infection in Patients Taking Acid Suppression," *American Journal of Gastroenterology* 102, no. 9 (2007): 2047–56.

(19) R. J. Hassing et al., "Proton Pump Inhibitors and Gastroenteritis," *European Journal of Epidemiology* 31, no. 10 (2016): 1057–63.

(20) T. Antoniou et al., "Proton Pump Inhibitors and the Risk of Acute Kidney Injury in Older Patients: A Population-Based Cohort Study," *CMAJ Open* 3, no. 2 (2015): E166–71.

(21) M. L. Blank et al., "A Nationwide Nested Case-Control Study Indicates an Increased Risk of Acute Interstitial Nephritis with Proton Pump Inhibitor Use," *Kidney International* 86, no. 4 (2014): 837–44.

(22) P. Malfertheiner, A. Kandulski, and M. Venerito, "Proton-Pump Inhibitors: Understanding the Complications and Risks," *Nature Reviews: Gastroenterology & Hepatology* 14, no. 12 (2017): 697–710.

(23) T. Ito and R. T. Jensen, "Association of Long-Term Proton Pump Inhibitor Therapy with Bone Fractures and Effects on Absorption of Calcium, Vitamin B12, Iron, and Magnesium," *Current Gastroenterology Reports* 12, no. 6 (2010): 448–57.

第十章

(1) National Institute of Diabetes and Digestive and Kidney Diseases, "Health Risks of Being Overweight," https://www.niddk.nih.gov/health-information/weight-management/health-risks-overweight.

(2) Y. Ma et al., "Association Between Eating Patterns and Obesity in a Free-Living US Adult Population," *American Journal of Epidemiology* 158, no. 1 (2003): 85–92.

(3) A. K. Kant and B. I. Graubard, "40-Year Trends in Meal and Snack Eating Behaviors of American Adults," *Journal of the Academy of Nutrition and Dietetics* 115, no. 1 (2015): 50–63.

(4) S. Gill and S. Panda, "A Smartphone App Reveals Erratic Diurnal Eating Patterns in Humans That Can Be Modulated for Health Benefits," *Cell Metabolism* 22, no. 5 (2015): 789–98.

(5) N. J. Gupta, V. Kumar, and S. Panda, "A Camera-Phone Based Study Reveals Erratic Eating Pattern and Disrupted Daily Eating-Fasting Cycle among Adults in India," *PLoS ONE* 12, no. 3 (2017): e0172852.

(6) A. J. Stunkard, W. J. Grace, and H. G. Wolff, "The Night-Eating Syndrome: A Pattern of Food Intake among Certain Obese Patients," *American Journal of Medicine* 19, no. 1 (1955): 78–86.

(7) E. Takeda et al., "Stress Control and Human Nutrition," *Journal of Medical Investigation* 51, no. 3–4 (2004): 139–45.

(8) Z. Liu et al., "PER1 Phosphorylation Specifies Feeding Rhythm in Mice," *Cell Reports* 7,

no. 5 (2014): 1509–20.

(9) T. Tuomi et al., "Increased Melatonin Signaling Is a Risk Factor for Type 2 Diabetes," *Cell Metabolism* 23, no. 6 (2016): 1067–77.

(10) M. Watanabe et al., "Bile Acids Induce Energy Expenditure by Promoting Intracellular Thyroid Hormone Activation," *Nature* 439, no. 7075 (2006): 484–89.

(11) A. Chaix et al., "Time-Restricted Feeding Is a Preventative and Therapeutic Intervention against Diverse Nutritional Challenges," *Cell Metabolism* 20, no. 6 (2014): 991–1005.

(12) P. N. Hopkins, "Molecular Biology of Atherosclerosis," *Physiological Reviews* 93, no. 3 (2013): 1317–1542.

(13) D. Montaigne et al., "Daytime Variation of Perioperative Myocardial Injury in Cardiac Surgery and Its Prevention by Rev-Erbα Antagonism: A Single-Centre Propensity-Matched Cohort Study and a Randomised Study," *Lancet* 391, no. 10115 (2017): 59–69.

第十一章

(1) C. N. Bernstein et al., "Cancer Risk in Patients with Inflammatory Bowel Disease: A Population-Based Study," *Cancer* 91, no. 4 (2001): 854–62.

(2) N. B. Milev and A. B. Reddy, "Circadian Redox Oscillations and Metabolism," T*rends in Endocrinology and Metabolism* 26, no. 8 (2015): 430–37.

(3) N. Martinez-Lopez et al., "System-Wide Benefits of Internal Fasting by Autophagy," *Cell Metabolism* 26, no. 6 (2017): 856–71.

(4) D. Cai et al., "Local and Systemic Insulin Resistance Resulting from Hepatic Activation of IKK-beta and NF-kappaB," *Nature Medicine* 11, no. 2 (2005): 183–90.

(5) R. Narasimamurthy et al., "Circadian Clock Protein Cryptochrome Regulates the Expression of Proinflammatory Cytokines," *Proceedings of the National Academy of Sciences of the United States of America* 109, no. 31 (2012): 12662–67.

(6) T. D. Girard et al., "Delirium as a Predictor of Long-Term Cognitive Impairment in Survivors of Critical Illness," *Critical Care Medicine* 38, no. 7 (2010): 1513–20.

(7) S. Arumugam et al., "Delirium in the Intensive Care Unit," *Journal of Emergencies, Trauma, and Shock* 10, no. 1 (2017): 37–46.

(8) B. van Rompaey et al., "The Effect of Earplugs during the Night on the Onset of Delirium and Sleep Perception: A Randomized Controlled Trial in Intensive Care Patients," *Critical Care* 16, no. 3 (2012): article no. R73.

(9) A. Reinberg and F. Levi, "Clinical Chronopharmacology with Special Reference to NSAIDs," *Scandinavian Journal of Rheumatology: Supplement* 65 (1987): 118–22.

(10) I. C. Chikanza, "Defective Hypothalamic Response to Immune and Inflammatory Stimuli in Patients with Rheumatoid Arthritis," *Arthritis Rheumatism* 35, no. 11 (1992): 1281–88.

(11) F. Buttgereit et al., "Efficacy of Modified-Release versus Standard Prednisone to Reduce Duration of Morning Stiffness of the Joints in Rheumatoid Arthritis (CAPRA-1): A Double-Blind, Randomised Controlled Trial," *Lancet* 371, no. 9608 (2008): 205–14.

(12) A. Ballesta et al., "Systems Chronotherapeutics," *Pharmacological Reviews* 69, no. 2

(2017): 161–99.

(13) K. Spiegel, J. F. Sheridan, and E. van Cauter, "Effect of Sleep Deprivation on Response to Immunization," *JAMA: The Journal of the American Medical Association* 288, no. 12 (2002): 1471–72.

(14) J. E. Long et al., "Morning Vaccination Enhances Antibody Response over Afternoon Vaccination: A Cluster-Randomised Trial," *Vaccine* 34, no. 24 (2016): 2679–85.

(15) O. Castanon-Cervantes, "Dysregulation of Inflammatory Responses by Chronic Circadian Disruption," *Journal of Immunology* 185, no. 10 (2010): 5796–805.

(16) Y. M. Cissé et al., "Time-Restricted Feeding Alters the Innate Immune Response to Bacterial Endotoxin," *Journal of Immunology* 200, no. 2 (2018): 681–87.

(17) J. Samulin Erdem et al., "Mechanisms of Breast Cancer Risk in Shift Workers: Association of Telomere Shortening with the Duration and Intensity of Night Work," Cancer Medicine 6, no. 8 (2017): 1988–97.

(18) C. R. Marinac et al., "Prolonged Nightly Fasting and Breast Cancer Risk: Findings from NHANES (2009–2010)," *Cancer Epidemiology, Biomarkers & Prevention* 24, no. 5 (2015): 783–89.

(19) E. Filipski et al., "Effects of Light and Food Schedules on Liver and Tumor Molecular Clocks in Mice," *Journal of the National Cancer Institute* 97, no. 7 (2005): 507–17.

(20) M. W. Wu et al., "Effects of Meal Timing on Tumor Progression in Mice," *Life Sciences* 75, no. 10 (2004): 1181–93.

(21) W. J. Hrushesky, "Circadian Timing of Cancer Chemotherapy," *Science* 228, no. 4695 (1985): 73–75.

(22) R. Dallmann, A. Okyar, and F. Levi, "Dosing-Time Makes the Poison: Circadian Regulation and Pharmacotherapy," *Trends in Molecular Medicine* 22, no. 5 (2016): 430–35.

(23) F. Levi et al., "Oxaliplatin Activity Against Metastatic Colorectal Cancer. A Phase II Study of 5-Day Continuous Venous Infusion at Circadian Rhythm Modulated Rate," *European Journal of Cancer* 29A, no. 9 (1993): 1280–84.

(24) T. Matsuo et al., "Control Mechanism of the Circadian Clock for Timing of Cell Division In Vivo," *Science* 302, no. 5643 (2003): 255–59.

(25) M. V. Plikus et al., "Local Circadian Clock Gates Cell Cycle Progression of Transient Amplifying Cells during Regenerative Hair Cycling," *Proceedings of the National Academy of Sciences of the United States of America* 110, no. 23 (2013): E2106–15.

(26) S. Kiessling et al., "Enhancing Circadian Clock Function in Cancer Cells Inhibits Tumor Growth," *BMC Biology* 15 (2017): article no. 13.

(27) G. Sulli et al., "Pharmacological Activation of REV-ERBs Is Lethal in Cancer and Oncogene-Induced Senescence," *Nature* 553, no. 7688 (2018): 351–55.

(28) J. Marescaux et al., "Transatlantic Robot-Assisted Telesurgery," *Nature* 413, no. 6854 (2001): 379–80.

(29) J. Marescaux et al., "Transcontinental Robot-Assisted Remote Telesurgery: Feasibility and Potential Applications," *Annals of Surgery* 235, no. 4 (2002): 487–92.

(30) C. R. Marinac et al., "Prolonged Nightly Fasting and Breast Cancer Prognosis," *JAMA*

Oncology 2, no. 8 (2016): 1049–55.

第十二章

(1) P. S. Eriksson et al., "Neurogenesis in the Adult Human Hippocampus," *Nature Medicine* 4, no. 11 (1998): 1313–17.

(2) R. Noseda et al., "A Neural Mechanism for Exacerbation of Headache by Light," *Nature Neuroscience* 13, no. 2 (2010): 239–45.

(3) J. Kim et al., "Implications of Circadian Rhythm in Dopamine and Mood Regulation," *Molecules and Cells* 40, no. 7 (2017): 450–56.

(4) G. E. Davis and W. E. Lowell, "Evidence That Latitude Is Directly Related to Variation in Suicide Rates," *Canadian Journal of Psychiatry* 47, no. 6 (2002): 572–74.

(5) T. Terao et al., "Effect of Latitude on Suicide Rates in Japan," *Lancet* 360, no. 9348 (2002): 1892.

(6) C. L. Drake et al., "Shift Work Sleep Disorder: Prevalence and Consequences beyond That of Symptomatic Day Workers," *Sleep* 27, no. 8 (2004): 1453–62.

(7) A. Azzi et al., "Network Dynamics Mediate Circadian Clock Plasticity," *Neuron* 93, no. 2 (2017): 441–50.

(8) A. Azzi et al., "Circadian Behavior Is Light-Reprogrammed by Plastic DNA Methylation," *Nature Neuroscience* 17, no. 3 (2014): 377–82.

(9) C. J. Madrid-Navarro et al., "Disruption of Circadian Rhythms and Delirium, Sleep Impairment and Sepsis in Critically Ill Patients: Potential Therapeutic Implications for Increased Light-Dark Contrast and Melatonin Therapy in an ICU Environment," *Current Pharmaceutical Design* 21, no. 24 (2015): 3453–68.

(10) S. Vásquez-Ruiz et al., "A Light/Dark Cycle in the NICU Accelerates Body Weight Gain and Shortens Time to Discharge in Preterm Infants," *Early Human Development* 90, no. 9 (2014): 535–40.

(11) K. Wulff et al., "Sleep and Circadian Rhythm Disruption in Psychiatric and Neurodegenerative Disease," *Nature Reviews: Neuroscience* 11, no. 8 (2010): 589–99.

(12) L. Xie et al., "Sleep Drives Metabolite Clearance from the Adult Brain," *Science* 342, no. 6156 (2013): 373–77.

(13) J. Mattis and A. Sehgal, "Circadian Rhythms, Sleep, and Disorders of Aging," *Trends in Endocrinology and Metabolism* 27, no. 4 (2016): 192–203.

(14) J. E. Kang et al., "Amyloid-β Dynamics Are Regulated by Orexin and the Sleep-Wake Cycle," *Science* 326, no. 5955 (2009): 1005–7.

(15) A. Di Meco, Y. B. Joshi, and D. Pratico, "Sleep Deprivation Impairs Memory, Tau Metabolism, and Synaptic Integrity of a Mouse Model of Alzheimer's Disease with Plaques and Tangles," *Neurobiology of Aging* 35, no. 8 (2014): 1813–20.

(16) J. Vienne et al., "Age-Related Reduction of Recovery Sleep and Arousal Threshold in *Drosophila*," *Sleep* 39, no. 8 (2016): 1613–24.

(17) A. Chaix and S. Panda, "Ketone Bodies Signal Opportunistic Food-Seeking Activity,"

Trends in Endocrinology & Metabolism 27, no. 6 (2016): 350–52.

(18) R. Chavan et al., "Liver-Derived Ketone Bodies Are Necessary for Food Anticipation," *Nature Communications* 7 (2016): article no. 10580.

(19) M. P. Mattson, "Lifelong Brain Health Is a Lifelong Challenge: From Evolutionary Principles to Empirical Evidence," *Ageing Research Reviews* 20 (2015): 37–45.

(20) H. B. Wang et al., "Time-Restricted Feeding Improves Circadian Dysfunction as Well as Motor Symptoms in the Q175 Mouse Model of Huntington's Disease," *eNeuro* 5, no. 1 (2018): doi: 10.1523/ENEURO.0431-17.2017.

(21) M. C. Yoon et al., "Treadmill Exercise Suppresses Nigrostriatal Dopaminergic Neuronal Loss in 6-Hydroxydopamine-Induced Parkinson's Rats," *Neuroscience Letters* 423, no. 1 (2007): 12–17.

(22) C. W. Cotman, N. C. Berchtold, and L. A. Christie, "Exercise Builds Brain Health: Key Roles of Growth Factor Cascades and Inflammation," *Trends in Neurosciences* 30, no. 9 (2007): 464–72.

(23) A. J. Bruce-Keller et al., "Food Restriction Reduces Brain Damage and Improves Behavioral Outcome Following Excitotoxic and Metabolic Insults," *Annals of Neurology* 45, no. 1 (1999): 8–15.

(24) M. L. Inder, M. T. Crowe, and R. Porter, "Effect of Transmeridian Travel and Jetlag on Mood Disorders: Evidence and Implications," *Australian and New Zealand Journal of Psychiatry* 50, no. 3 (2016): 220–27.

(25) L. Yin et al., "Nuclear Receptor Rev-erbα Is a Critical Lithium-Sensitive Component of the Circadian Clock," *Science* 311, no. 5763 (2006): 1002–5.

(26) Emily Manoogian, "A Prized Life: A Glimpse into the Life of Nobel Laureate, Dr. Roger Guillemin," *myCircadianClock* (blog), May 6, 2016, http://blog.mycircadianclock.org/a-prized-life-a-glimpse-into-the-life-of-nobel-laureate-dr-roger-guillemin/.

用生理時鐘，養出好健康：

生醫權威的8／7／12作息法則，助你有效減重、日日好眠、精神飽滿
The Circadian Code:Lose Weight, Supercharge Your Energy, and Transform Your Health from Morning to Midnight

作者	薩欽·潘達 （Satchin Panda, PhD）
譯者	何玉方
商周集團榮譽發行人	金惟純
商周集團執行長	郭奕伶
視覺顧問	陳栩椿

商業周刊出版部

總編輯	余幸娟
責任編輯	涂逸凡
封面設計	比比司設計工作室
內頁排版	廖婉甄
出版發行	城邦文化事業股份有限公司 商業周刊
地址	104台北市中山區民生東路二段141號4樓
傳真服務	(02) 2503-6989
劃撥帳號	50003033
戶名	英屬蓋曼群島商家庭傳媒股份有限公司城邦分公司
網站	www.businessweekly.com.tw
香港發行所	城邦 (香港) 出版集團有限公司
	香港灣仔駱克道193號東超商業中心1樓
	電話：(852)25086231
	傳真：(852)25789337
	E-mail：hkcite@biznetvigator.com
製版印刷	中原造像股份有限公司
總經銷	聯合發行股分有限公司　電話：02-2917-8022
初版 1 刷	2020年06月
定價	380元
ISBN	978-986-5519-09-4(平裝)

國家圖書館出版品預行編目(CIP)資料

用生理時鐘，養出好健康：生醫權威的8／7／12作息法則，助你
有效減重、日日好眠、精神飽滿／
薩欽.潘達(Satchin Panda, PhD)著；何玉方譯. -- 初版. -- 臺北市：
城邦商業周刊, 2020.06
　面；　公分
譯自：The circadian code : lose weight, supercharge your energy, and
transform your health from morning to midnight.
ISBN 978-986-5519-09-4(平裝)

1.保健常識 2.健康法

411.1 109006498

生命樹

Health is the greatest gift, contentment the greatest wealth.
~Gautama Buddha

健康是最大的利益，知足是最好的財富。 ——佛陀